AF317678

CONSIDÉRATIONS

PRATIQUES

SUR LES

NÉVRALGIES

DE LA FACE,

PAR HALLIDAY,

DOCTEUR EN MÉDECINE DES FACULTÉS D'EDIMBOURG ET DE PARIS.

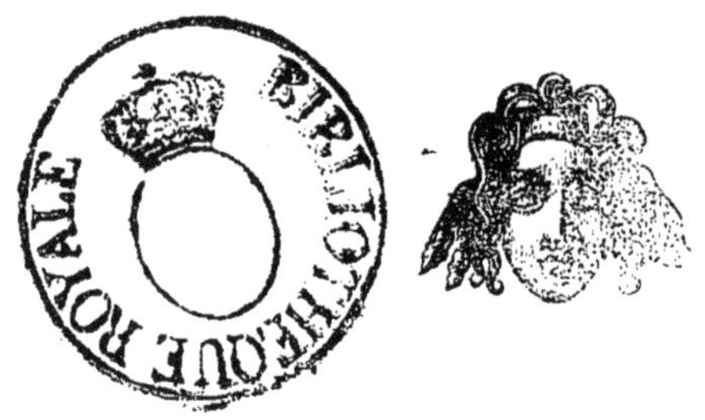

Paris.

IMPRIMERIE ET FONDERIE DE A. PINARD,

QUAI VOLTAIRE, N° 15.

1832.

CONSIDÉRATIONS

PRATIQUES

SUR LES

NÉVRALGIES

DE LA FACE,

PAR DANIEL HALLIDAY, M. R. I. A.

DOCTEUR EN MÉDECINE

DES FACULTÉS D'ÉDIMBOURG ET DE PARIS.

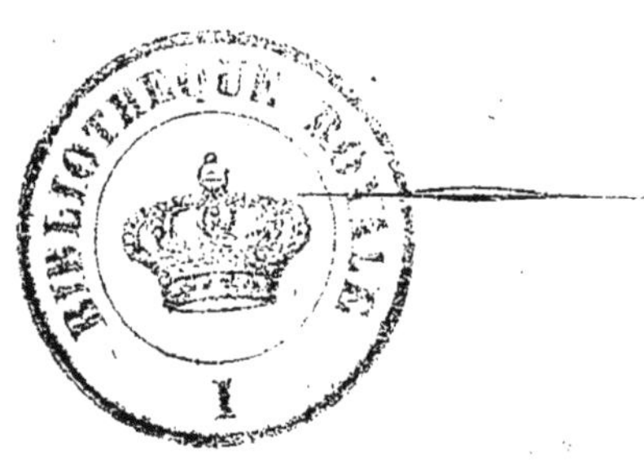

Paris.

IMPRIMERIE ET FONDERIE DE A. PINARD,

QUAI VOLTAIRE, Nº 15.

1836.

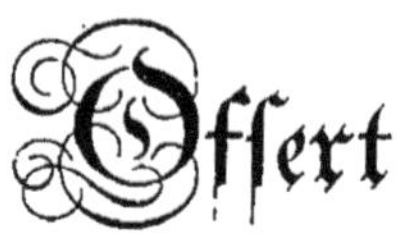

A

UN AUGUSTE PERSONNAGE,

Dont les souffrances furent le motif qui engagea
l'Auteur à faire des recherches sur les
Névralgies de la Face.

IMPRIMERIE ET FONDERIE DE A. PINARD,

QUAI VOLTAIRE, N° 15.

AVANT-PROPOS.

UNE maladie fort grave, et pourtant compatible avec toutes les apparences de la santé la plus florissante, qui n'a peut-être pas une seule fois causé directement la mort, mais qui l'a bien souvent fait désirer par les douleurs atroces qui l'accompagnent et le découragement moral qui la suit, la névralgie de la face n'a été depuis long-temps en France l'objet d'aucun travail particulier. On s'est occupé, il est vrai, de recherches sur les névralgies en général, sur le siége, la nature de ces affections, sur les moyens de vaincre leur opiniâtreté ; mais, outre que le succès n'a pas toujours répondu aux efforts qu'on a faits pour l'atteindre, une connaissance même approfondie de cette *classe* de maladies ne saurait dispenser de faire une étude particulière d'un *genre* qui se distingue, sous bien des rapports, par les caractères différentiels les plus tranchés. L'une de ces circonstances, dans lesquelles le médecin, au bout des ressources usuelles de son art, est obligé d'épuiser, contre une maladie réfractaire, la série des expériences faites par ses prédécesseurs, nous ayant obligé à prendre connaissance de tout ce qui avait été écrit sur la névralgie de la face, nous avons été frappé de la lacune que nous venons de signaler dans la littérature médicale française, et nous avons cru qu'il pouvait être aussi utile au public qu'il l'était à nous-même, de recueillir les documens relatifs à cette matière, qu'on trouve dispersés dans une foule d'opuscules et de journaux étrangers, et d'en présenter les résultats dans un mémoire de peu d'étendue.

Ce n'est point un *livre* que nous avons voulu faire. Nous n'avons ni traité toutes les questions qui se rattachaient au sujet, ni épuisé toutes celles que nous avons abordées. Les développemens que nous avons donnés à quelques unes, sont moins proportionnés à l'étendue qu'ils devraient avoir dans un ouvrage régulier, qu'au degré d'attention ou d'oubli dont elles avaient été jusqu'ici l'objet, et au plus ou moins d'intérêt des faits divers entre lesquels nous avions à choisir. Enfin, nous avons passé plus d'une fois légèrement sur des points qu'il pourrait être utile d'approfondir.

Plus libre de disposer d'un temps que nous

devions à d'autres occupations, nous aurions mieux fait, sans doute, et cet opuscule aurait pu y gagner quelque agrément; mais ce n'est point à cela qu'il ose prétendre : nous voudrions seulement qu'il pût être de quelque utilité.

Un mot sur le titre que nous lui avons donné :

La maladie dont nous entreprenons de traiter, a été désignée par des dénominations fort diverses; il suffira d'indiquer les suivantes : Arétée en parle sous le titre de ετεροκρανια; elle a été désignée en latin par les noms de *trismus dolorificus*, *trismus arthriticus*, *affectus spasmodico-convulsivus labiorum;* André lui donna celui de *tic douloureux;* Pujol, celui de *maladie de la face;* Reil et Ploucquet, celui de *prosopalgia nervosa*, d'après Fothergill, qui l'avait nommée *painful affection of the face.* Les Anglais ont conservé cette manière de la désigner; les Italiens l'appellent *prosopalgia*, les Allemands *Gesichtsschmerz,* ce qui est précisément la même chose. Chaussier, ayant désigné les affections douloureuses des cordons nerveux par le nom de névralgies, n'eut qu'à ajouter une dénomination spécifique pour désigner le tic douloureux qui appartient évidemment à cette classe de maladies; il l'appela *névralgie faciale.* Nous aurions conservé ce nom, s'il n'avait l'inconvénient de s'appliquer d'une manière particulière, et en quelque sorte exclusive, à la névralgie du *nerf facial,* qui est bien loin d'être la plus commune. Nous présumons, qu'après la lecture de ce mémoire, on pensera que le seul nom qui puisse être conservé est celui auquel nous avons donné la préférence.

CONSIDÉRATIONS

PRATIQUES

SUR

LES NÉVRALGIES

DE LA FACE.

<hr>

CONSIDÉRATIONS GÉNÉRALES.

Aperçu historique.

Il est une classe de maladies qu'on pourrait dire, en quelque sorte, nées pour le tourment des médecins aussi bien que pour celui des malades. Soumises à une espèce de caprice, on les voit céder dans un cas à l'emploi d'un traitement qui a échoué dans vingt autres, ou résister sans faiblir aux remèdes les mieux éprouvés; et l'on pourrait dire d'elles, sous ce rapport, que leur caractère constant est de n'en point avoir de tel. Ces maladies sont les névralgies. Long-temps confondues avec des affections de nature très diverse, elles n'ont été, que dans les temps modernes, distinguées en une classe à part. Si le cadre nosographique présente peu de maladies qui offrent aux yeux de l'observateur des traits plus propres à les faire reconnaître, il n'en renferme pas une seule peut-être dont la nature soit enveloppée de plus d'obscurité. On s'en aperçoit aux systèmes dont elles ont été l'objet; et, de toutes, celle qui en a fait naître le plus, c'est peut-être la névralgie faciale, c'est-à-dire celle précisément dont il y a le moins de temps qu'on s'occupe. On pourrait dire en effet que l'étude du tic douloureux date à peine des derniers siècles qui ont précédé le nôtre : tout ce qu'on trouve dans les ouvrages antérieurs à ceux d'André, Sauvages et Fothergill, n'aboutit presque qu'à démontrer qu'on ne fut pas plus exempt autrefois qu'aujourd'hui des atteintes de cette affection redoutable.

Quoi qu'il en soit, il ne nous paraît pas hors de propos d'en recueillir les traces dans les premiers monumens de l'art, et de suivre, à travers les époques de notre histoire, la série des observations et des idées qui ont eu cours sur cette matière.

Nous remonterons jusqu'à la source primitive de la science des anciens temps, moins dans l'espoir d'y puiser des notions d'une grande importance, que pour suivre une sorte d'habitude reçue, et en cédant à une curiosité bien naturelle et qui n'est pas toujours vaine.

L'observation suivante d'Hippocrate ne se rapporte-t-elle point au tic douloureux de la face? On a cru reconnaître souvent, dans les écrits du père de la médecine, des maladies dont la description s'éloignait bien plus encore de la nature que ne fait celle que l'on va lire.

« Phenicis affectio ea quidem erat, dextro oculo fulgetræ sibi præmicare videbantur, parvoque postea temporis intervallo dolor ad tempus dextrum instabat, deinde per caput ac collum. Caput intendebatur retro ad verticula, et distentio et durities circum tendines, et ubi caput commovere, aut dentes diducere conabatur, non poterat, ut qui valde distendebatur. Vomitus, ubi facti fuissent, prædictos dolores avertebant et leniores faciebant. Sed et venæ sectio proderat et veratri potio, eduxit autem varia, et omnigena, maxime vero prasina. Epidem. Lib. V. ad fin. Obs. repet., in lib. VII. »

L'élégant auteur qui représente pour nous, tout entière, la médecine des Romains, paraît n'avoir pas ignoré l'existence de la maladie qui nous occupe. A la vérité, on a eu tort de citer, comme s'y rapportant, le chapitre (lib. IV, cap. II, art. 2) où il traite de celle désignée par les Grecs sous le nom de *Spasme cynique,* affection aiguë et fébrile, qui n'a nul rapport avec la névralgie faciale ; mais Celse semble avoir en vue quelque chose d'analogue au tic douloureux, lorsqu'il dit, en parlant des diverses espèces de céphalalgie : « Præter hæc, dolor intolerabilis, maxime circa tempora, vel occipitium..... hique omnes dolores modo in febre, modo sine hac sunt : modo in toto capite, MODO IN PARTE; INTERDUM SIC, UT ORIS QUOQUE PROXIMAM PARTEM EX- CRUCIENT. Lib. IV, cap. II. »

Aretée est bien plus explicite et plus précis; il manque peu de chose à sa description pour donner de la maladie une idée juste et complète, bien que cette description se trouve mêlée à celle de la migraine ordinaire. « Formæ cephaleæ, dit l'auteur, infinitæ sunt. Quibusdam enim perpetuus dolor;... non nullis per circuitus revertitur, ut iis qui quotidiana intermittente febricitant..... dolor modo est in toto capite, modo in dextra magis, modo in sinistra, modo circa frontem, aut sinciput : hæcque eodem die incerto et erratice fieri solent. Quidam dextra tantum parte dolent, quidam læva; qua tempus, vel auris, vel supercilium unum, vel oculus ad medium usque terminatur, vel qua nasus in æquas partes dividit : ultra quem terminum dolor non progreditur, dimidium tantum capitis occupans....... Haud leve malum : quamvis intermittit, quamvis exiguum esse prima specie videtur : nam si acute interdum impetum faciat, fœda atque atrocia detrimenta affert : nervi distenduntur, facies obtorquetur; oculi vel contenti instar cornu rigidi sunt : vel huc, atque illuc interius convelluntur, ac vertiginose agitantur : in ipsisque dolor profundus usque ad intimas tunicas descendit..... neque ulla causa præcessit, perinde ac si quis ligno plagam inflixerit..... (De Caus. et sign. diuturn. Lib. I, cap. II.) »

Cœlius Aurelianus, traitant de la céphalée, dit quelque chose d'assez analogue à ce qui précède ; il parle même d'une forme de l'hemicranie, ayant son siége dans les muscles de la tempe, et désignée par les Grecs sous le nom de Κροταφον ; mais on lit surtout dans son précieux ouvrage une description du *raptus caninus*, qui doit trouver place ici. « In ista passione constitutos, dit Cœlius, sequitur conclusio, sive contractio repentino motu veniens ac recedens sine ulla corporis turbatione, in utriusque labii ultimo fine, sive oris angulo, ut etiam buccas adducat in posteriorem partem creberrime, tanquam ridentibus, nunc palpebras, vel supercilia ac nares, ut etiam colla atque humeros rapiat, et ita patientes faciat commoveri, tanquam onus humeris bajulantes transferendi ponderis causa. » S'il y avait de la douleur dans le *raptus caninus*, ce qu'on pourrait induire peut-être du rapprochement de quelques endroits du livre de Cœlius Aurelianus, dans lesquels il semble qu'il soit fait allusion à celui-ci, ce *raptus* ne serait pas différent de la prospalgie ; au cas contraire, la description qu'on vient de lire se rapporte admirablement au tic non douloureux, et nous avons dû la rappeler, car ces deux maladies ne sont pas sans analogie.

Nous ne connaissons de Galien aucun passage duquel nous puissions dire positivement qu'il s'applique à notre objet. A la vérité, pour affirmer des œuvres d'un écrivain aussi enclin aux digressions que Galien, et à qui il arrive si fréquemment de parler d'un sujet à l'occasion d'un autre, qu'on n'y trouve rien sur un point déterminé, il faudrait le lire d'un bout à l'autre tout exprès pour s'en assurer, et nous avouerons franchement que nous serions peu disposé à nous imposer en ce moment une pareille tâche. Quoi qu'il en soit, voici parmi les souvenirs qui nous restent de la lecture de cet auteur, ce qui nous semble aller le mieux à notre but. « In iis quos convulsio correptura est, dit-il en un endroit, hic musculus (le peaucier) primus omnium tenditur. Itemque ea affectio quam caninam convulsionem nominant, musculum hunc potissimum occupat. (De Dissect. musc., cap. I.) » Dans un autre endroit, déjà remarqué et cité par Rhazès; il dit : « Spasmus aut accidit in toto corpore, sic epilempsia : aut accidit medietati corporis ad modum spasmi accidentis antrorsum aut retrorsum : aut accidit in membro : SICUT TORTURA NERVI VENIENTIS LABIIS ET MANDIBULIS ET NASO; progrediuntur a pari tertio nervorum cerebri : alias progrediuntur a parte interiori cerebri. » Cette dernière réflexion est remarquable; peut-être autoriserait-elle à supposer à Galien des connaissances plus étendues sur ce sujet, que celles dont on trouve clairement l'exposition dans ses écrits; mais ce n'est pas d'élever une telle discussion qu'il peut être question pour nous en ce moment.

Oribase, Alexandre, Aetius, Paul d'Égine, Actuarius, n'ont rien qui puisse nous arrêter.

Les Arabes ne paraissent pas non plus avoir

connu le tic douloureux. Le passage de Rhazès[1],
cité par Dreyssig[2], ne saurait s'appliquer à cette
maladie, et celui d'Avicenne[3], où Pujol, suivi depuis par Sprengel, avait cru en trouver la description, ne se rapporte évidemment qu'à la paralysie
de la face. Toutefois l'un et l'autre de ces auteurs
rappellent les idées de Galien sur les spasmes de la
face; mais la manière dont ils le font prouve elle-
même qu'ils n'entendaient pas les appliquer à une
affection spéciale dont les caractères eussent été
aussi propres que ceux de la névralgie de la face
à les frapper d'une manière particulière.

La même remarque s'applique parfaitement à
Balescon de Tarente et à Bernard de Gordon, qu'on
a aussi cités, mais sans plus de raison, comme
ayant eu connaissance du tic douloureux. Leurs
successeurs, jusqu'au dix-septième siècle, n'y son-
gèrent pas davantage.

Tout ce qu'on peut induire de ce qui précède, c'est
qu'on avait eu probablement, dès lors, plus d'une
fois occasion d'observer la névralgie faciale, mais
que la science n'avait encore tiré nul profit d'observations recueillies sans exactitude et décrites sans
précision. L'absence de ces deux qualités, dans les
observations de médecine, devient de moins en moins
sensible, pour le tic douloureux comme pour toutes

---

[1] *Contin.*, lib. 1, cap. 5, ed. venet., 1529.
[2] *Trait. du Diagnostic Médical*, tr. de l'allem.; Paris,
1804, p. 451.
[3] *Can.*, 3, fen 2, cap. 15.

les maladies, à mesure que les progrès de la philosophie expérimentale, au dix-septième siècle, apprennent à donner beaucoup plus de place à l'exposition simple et nue des faits, et beaucoup moins aux explications ou théories hypothétiques.

Strobelberger fut, dans ce siècle, un des premiers qui paraissent avoir eu connaissance de la maladie qui nous occupe; mais le seul titre de son livre (*De Podagra dentium*) doit faire présumer que ce n'est pas cet ouvrage qui nous a suggéré la réflexion qui précède sur les progrès de la bonne méthode. Outre les exemples plus ou moins curieux de céphalalgie ou d'odontalgie, rassemblés dans l'important recueil des mémoires de l'Académie des curieux de la nature, qui ne paraissent pas entièrement étrangers à notre objet, ce recueil renferme plusieurs faits qui s'y rapportent évidemment, et que leurs auteurs ont reconnus pour constituer une maladie particulière. La première a pour sujet le fondateur même de cette académie, Laurent Bausch [1], qui succomba épuisé par quatre années de tourmens que lui avait fait endurer une névralgie maxillaire. Un autre médecin, atteint d'une névralgie frontale, ne put s'en débarrasser par aucun traitement, et la porta jusqu'au tombeau. Daniel Ludwig, qui nous a conservé ce fait [2], dit avoir assez fréquemment vu des cas analogues.

---

[1] Miscell. acad. natur. curios. Dec. I, an II.

[2] Miscell. acad. natur. curios. Dec. I, an III.

(13)

Degner, le même à qui l'on doit un ouvrage estimé sur la dyssenterie qui régna à Nimègue en 1736, a tracé, avec une exactitude qu'on n'a pas toujours surpassée depuis, l'histoire d'une névralgie, dont nous reproduirons plus loin les détails[1]. Fr. Hoffmann[2], et quelques autres praticiens, en firent aussi connaître quelques cas.

La science en était à ce point à l'époque où André, chirurgien de Versailles, publia ses recherches sur cette matière[3]. Des faits dispersés, et décrits comme le sont, en général, des observations insolites dont on ignore la valeur et le caractère, voilà tout ce qu'on possédait; et encore les hommes que leur propre expérience aurait mis en état d'en saisir l'analogie avec ce qu'ils avaient eux-mêmes observé, en ignoraient-ils jusqu'à l'existence. C'est au chirurgien de Versailles que nous venons de nommer, et non à l'anglais Fothergill, qu'il faut faire honneur, non pas d'avoir parlé le premier du tic douloureux de la face, ils avaient été, comme on l'a vu ci-dessus, prévenus en cela l'un et l'autre, mais d'avoir connu le véritable caractère de la maladie. Toutefois, ce ne fut point l'inventeur qui réussit le mieux à appeler sur ce sujet l'attention des médecins; cet avantage était réservé à des écri-

---

[1] Act. acad. nat. cur., t. I, p. 347.

[2] Consult. med., *de cap. Morb.*

[3] Obs. prat. sur les maladies de l'urèthre et sur plusieurs faits convulsifs, etc. Paris, 1756, in-12.

vains dont le nom eut plus de poids que le sien;
tels furent Sauvages[1] et Fothergill[2]. Thouret et
Andry[3] furent ceux qui publièrent les observations
les plus nombreuses et les plus importantes. Pujol[4]
mit au jour la première monographie qui ait été
composée sur la matière; et cet ouvrage, malgré sa
teinte un peu trop hypothétique, est un de ceux
qui font honneur au médecin de Castres, dans les
œuvres complètes duquel on est surpris de ne
le pas retrouver. Selle[5], Bonnard[6], Lentin[7],
Thilenius[8], Waton[9], Leidenfrost[10], Siebold[11],

[1] Nosol. method., t. I.

[2] Of a painful affection of the face, in med. obs. and in-
quiries, n° 49.

[3] Thouret, Obs. sur les vertus de l'aimant. Hist. de la
Soc. Roy. de Méd.; 1776, p. 281. — Du même : Mémoire
sur l'affection particulière de la face, à laquelle on a donné
le nom de tic douloureux. Mém. de la Soc. Roy. de Méd.,
1782-83, p. 204. — Andry et Thouret : Obs. et recherches
sur l'usage de l'aimant en méd., etc.; Mém. de la Soc. Roy.
de Méd., 1779, p. 531.

[4] Essai sur la maladie de la face, nommée le tic douloureux, etc. Paris, 1787, in-12.

[5] Neue Baitræge zur Natur-und Arzneiwissenschaft, Ber-
lin, 1782-3; trad. en franç. par Coray, sous ce titre : Obs.
de Méd. Paris, an IV, 1796, p. 22.

[6] Journ. de Méd.

[7] Hufeland's Journal B. IX. st. 1. s. 56.

[8] Med. und chir. Bemerk. s. 283.

[9] Journ. de méd., 1793, t. 93.

[10] In Forstmann Diss. infra indic.

[11] Doloris faciei morbi rarioris obs. illustr. adumbratio.
Diatribe I, Wirceburgi, 1795, in-4°; diatribe II, 1797, in-4°.

Reil [1], Oswald [2], Volger [3], Rahn [4], etc., firent connaître leurs observations particulières; Breiting [5], Haighton [6], Klein [7], etc., les succès de leurs opérations chirurgicales; Menuret, Desondes, Longavan et Dupouy [8], Sachse [9], Posewitz, Sauter, Jonas, etc., les réflexions que leur suggérait un sujet si nouveau; Hamel [10], Fortsmann [11], Simon [12], Siebold [13], Weisse [14], Lœnen [15], résumèrent, dans des dissertations intéressantes, les résultats de tous les travaux publiés avant eux.

Dans le courant de notre siècle, les faits ont été accumulés en assez grand nombre dans les journaux et les recueils académiques; une foule de remèdes divers ont été essayés comparativement; des mémoires étendus ont été publiés, entre les-

---

[1] Memorabil. clinic. fasc., 1, p. 7.
[2] Arch. der. prakt. Heilkunde, etc. B. II, st. II, n° 1.
[3] Volger, in Blumenbach med. Biblioth. B. II, p. 5o6.
[4] Museum der Heilkunde. B. I., n° 36. 4o.
[5] In Hufeland's Journ. B. 25, st. 4.
[6] Biblioth. méd. infr. cit.
[7] In Siebold's Chiron. B. II, s. 157.
[8] Journ. de méd.
[9] In Hufeland's Biblioth. B. 47.
[10] De la névralg. faciale. Thèses de Paris.
[11] Diss. inaug. med. de dolore faciei Fothergillii. Duisbourg, 1790, in-4°.
[12] Diss. de prosopolgia, Halle, 1793.
[13] Diatrib. suprà citat.
[14] Weisse, de dolori faciei prosopolgia dicto. Iena, 1796. et in Brera syllog. opuscul. T. IV, p. 134.
[15] De dolore faciei convulsiv. Groning., 1797.

quels se distinguent ceux de Meglin [1], Frank [2] et Masius [3]. Nous nous efforcerons d'en consigner dans celui-ci les résultats les plus importans; ce sera le moyen le plus sûr d'en faire connaître la véritable histoire.

***

Description de la maladie.

Nous ne croirions point avoir assez fait en nous bornant, à l'exemple de tous nos prédécesseurs, à donner une *description générale* de la névralgie faciale, et à fondre en un seul tableau les traits assez divers des affections comprises sous ce nom. Si de telles descriptions, quand elles expriment tous les caractères communs et vraiment essentiels d'objets bien déterminés et parfaitement connus dans leurs détails, ont l'avantage de présenter sous un même coup d'œil tout ce qu'il importe de voir dans chacun de ces objets; elles ont, dans le cas contraire, l'inconvénient de ne représenter que de fausses abstractions, des tableaux imaginaires, et de rendre toute déduction qui les prendrait pour base, incertaine ou erronnée; et, en tout

[1] Dans le journ. de Leroux, Corvisart et Boyer; la biblioth. méd., et dans : Recherches et obs. sur la névralgie faciale. Strasbourg, 1816, in-8°.

[2] Prax. med. præcept., t. IV.

[3] In Hufeland's Journ.; Nouv. Biblioth. german.; Hecker's Annalen der gesammten Heilkund. T. VI.

cas, quelque désir qu'on ait de donner ainsi en raccourci l'histoire de ce qu'il y a d'important à connaître dans toute une série de faits, la rigueur des procédés logiques auxquels on proclame si souvent la nécessité de se soumettre en médecine, et dont on s'affranchit si volontiers, ne permet pas de le tenter avant qu'on connaisse sur chaque forme d'une maladie tout ce qui constitue son indi-vidualité, toutes les circonstances qui s'y rappor-tent. Or, bien loin qu'on en soit arrivé à ce point, relativement aux diverses espèces de névralgie de la face, on n'a pas même encore daigné envisager à part celles de ces espèces qui se distinguent par les caractères les plus importans à connaître pour le traitement; aussi a-t-on vu proscrire ou préco-niser d'une manière absolue des méthodes théra-peutiques, qui peuvent être aussi efficaces dans cer-tains cas qu'elles sont inutiles dans d'autres. Ainsi, pour ne citer qu'un exemple de cette espèce, c'est pour n'avoir pas donné une attention convenable aux névralgies de la cinquième ou de la septième paire, selon qu'elles existent isolées, ou qu'elles se compliquent mutuellement, pour n'avoir pas dis-tingué même, comme on le devait, l'une de l'au-tre, les névralgies, fort différentes sous plus d'un rapport, des branches de la cinquième paire, celles des principaux rameaux de chacune de ces branches, leur isolement ou leurs complications, qu'on n'a point encore déterminé les cas où l'on peut tenter avec espoir de succès l'opération chi-

rurgicale, et ceux où il serait inutile et cruel de
pratiquer, comme on l'a fait plus d'une fois, de
longues et profondes incisions qui ne peuvent avoir
aucun résultat.

Ces considérations, auxquelles il nous serait
facile d'en ajouter bien d'autres qui ne paraîtraient
pas sans valeur, nous obligent à étudier une à une,
et dans tous les détails que présente l'observation
de la nature, chacune des névralgies qui peuvent
affecter quelque partie de la face.

Nous le ferons d'après des faits que nous choisi-
rons de préférence parmi ceux qui sont dispersés
et comme perdus dans les collections académiques
ou les recueils de journaux, surtout étrangers; ce
sera nous assurer l'avantage d'être encore de quelque utilité pour ceux de nos lecteurs à qui nous
n'aurons, d'ailleurs, rien à apprendre.

I. Nous commencerons par les névralgies de la
branche ophthalmique de la cinquième paire; et,
d'abord, nous placerons une observation dans laquelle l'étendue de la douleur, la profondeur à laquelle elle s'étendait, son début en divers points à
la fois, et cette circonstance, sur laquelle nous aurons plus d'une fois occasion de revenir, que la
section du nerf sous-orbitaire fut sans résultat,
donnent tout lieu de penser que cette branche
elle-même et la plupart de ses divisions étaient en-
vahies par la maladie; ce caractère de généralité
ressortira bien mieux encore, lorsque, à la suite de

ce fait, viendront d'autres cas dans lesquels la névralgie se montre plus ou moins évidemment limitée à quelque rameau isolé du même tronc.

OBSERVATION PREMIÈRE.

Névralgie de la branche ophthalmique de la cinquième paire.

M. de L., négociant de Rouen, était âgé, dit
Thouret, d'environ 65 ans, lorsque j'eus occasion
de le voir pendant mon séjour dans cette ville, en
1776. Son indisposition avait commencé à s'annoncer huit ou neuf ans auparavant, par de légers
élancemens ou dards, qui prenaient avec autant
de vivacité qu'un éclair, et qui passaient de même.
Ils prenaient plus ordinairement les soirs, après
souper, dans l'hiver, quoique cependant ils se fis-
sent quelquefois sentir dans d'autres instans de
la journée. Toutes ces douleurs et leurs crises
avaient été peu considérables jusqu'en 1772, année
où elles commencèrent à devenir plus longues et
plus fréquentes ; au point qu'en septembre, octobre et novembre de la même année, elles étaient
presque continuelles, et ne laissaient prendre de
repos au malade ni le jour ni la nuit. Persuadé que
de mauvaises dents étaient le principe de ses maux,
il appela le dentiste qui lui arracha toutes les mauvaises et les racines qui étaient du côté affligé ;
mais il n'en fut que plus tourmenté.

Cette terrible crise, qui avait duré près de trois

mois, s'était enfin terminée vers la mi-novembre. Mais depuis ce temps jusqu'en octobre 1776, les douleurs avaient repris de temps à autre, et duré quelquefois pendant des huit jours entiers. Il y a eu des étés où le malade ne s'en ressentait que faiblement. Il vaquait encore à ses affaires, et pouvait vivre avec son mal, qui devint beaucoup plus opiniâtre par la suite. Lorsque je le vis en 1776, il y avait plus d'un an qu'il souffrait considérablement. Depuis le mois d'octobre de l'année précédente jusqu'au mois d'août, à peine avait-il eu, par reprises, six semaines de bon temps. Jusque là encore ses élancemens ne s'étaient fait sentir que quelquefois et par crises, en laissant pendant la journée de longs intervalles. Mais depuis le mois d'août, les douleurs étaient devenues plus fréquentes qu'en 1772; leur nombre par jour ne pouvait se calculer; elles revenaient à chaque instant, et ne laissaient prendre au malade aucun repos. Il y avait eu cependant plusieurs jours où les douleurs laissaient entre elles quelques intervalles d'une, deux et même trois heures. Mais après les intermissions, elles revenaient avec plus de violence, et semblaient, par leur vivacité et leur fréquente répétition, se dédommager de leurs courtes absences.

Tel était alors le triste état du malade; les douleurs, qui n'avaient duré d'abord qu'une seconde, allaient souvent jusqu'à trois et quatre minutes. Il semblait que tous les nerfs de l'œil se déchiraient; leurs contractions étaient si violentes, que les larmes coulaient abondamment. Le mal se répandait sur la joue, gagnait jusqu'à l'extrémité du nez, ou serpentait vers les gencives. Quelquefois il se faisait sentir avec force au dessus du sourcil et s'étendait jusqu'au sommet de la tête. Le siége de la douleur n'était pas fixe ; il se portait quelquefois avec plus de force au sourcil ; quelquefois l'œil était plus souffrant ; et il paraissait cependant que le foyer du mal était toujours placé sous l'œil, vers le nez, et que le front ou les gencives n'en recevaient des atteintes que par contre-coup. L'œil était larmoyant depuis 1772.

On avait remarqué que la plus légère vivacité occasionait le retour subit de ces douleurs, et qu'elles revenaient plus volontiers, supposé qu'elles fussent assoupies, lorsque le malade mangeait ou faisait quelque mouvement. Il avait fait usage des bains, des demi-bains, des lavemens et des purgations légères. Différentes pommades, les vésicatoires, le savon de Saturne, avaient été employés, et l'eau de squine donnée pour boisson. On avait appliqué les sangsues, et fait faire usage de taffia ; ces remèdes n'avaient procuré aucun soulagement. Le malade était réduit dans un état vraiment déplorable, lorsque, bien convaincu de l'inutilité des secours ordinaires, un célèbre médecin de Rouen lui conseilla l'usage de l'aimant ; ce conseil salutaire fut suivi d'un prompt succès. Ce fut à cette époque que je le vis armé jour et nuit de son aimant artificiel, charmant sa douleur dans le moment même, et la faisant disparaître en peu de temps. A l'instant où les élancemens se faisaient sentir, l'application de l'instrument sur la partie douloureuse calmait le mal comme par enchantement, et faisait succéder aux déchiremens violens un engourdissement léger et très supportable. L'aimant artificiel dont le malade se servait pouvait soutenir un poids de six livres; il se proposait d'en substituer un qui fût d'une force double.

Pendant l'année 1777, il eut des intervalles de plusieurs mois pendant lesquels il sentit peu de douleurs; des jours entiers se passaient sans qu'il en fût atteint. Les forces s'accrurent, l'embonpoint revenait; le repos de la nuit, la promenade pendant le jour, et la tranquillité d'esprit hâtaient son rétablissement. Au mois de novembre, cet état de calme se soutenait, malgré la rigueur et l'inconstance du temps; le malade jouissait de la meilleure santé, et sa famille s'empressait d'annoncer qu'il devrait aux aimans la cessation de ses douleurs.

Ces espérances flatteuses ne furent point réalisées; les crises reparurent comme à l'ordinaire, et se succédèrent pendant les années 1778, 79, et 80, sans rien offrir de remarquable dans le cours de la maladie.

Depuis lors l'état du malade se maintint avec des alternatives de mieux ou de pire, toujours soulagé, mais jamais guéri par l'aimant. On pratiqua deux fois, ou du moins on tenta de pratiquer la section du nerf sous-orbitaire, car on conserva des doutes à cet égard, mais sans aucun résultat avantageux; ce traitement, comme tous les autres, échoua complétement contre la ténacité du mal[1].

Le nerf sous-orbitaire avait-il été réellement coupé dans les deux tentatives qui furent faites pour cela? Rien, dans cette observation, ne nous autorise à nous prononcer sur cette question. La nullité d'effet de cette opération ne saurait servir de base à une réponse négative; car quel effet pouvait-on raisonnablement se promettre en séparant d'un tronc nerveux, dont toutes les divisions paraissaient également affectées, l'extrémité seulement de l'un de ses rameaux? A mesure que l'on avancera dans la lecture de ce mémoire, on verra combien était illusoire et dangereux le précepte donné de pratiquer une pareille opération dans toute affection vaguement désignée sous le nom de névralgie faciale.

Passons aux névralgies qui se sont développées dans quelque rameau isolé de l'ophthalmique, et qui, pendant toute leur durée, sont restées assez bien limitées dans le siége primitif qu'elles avaient affecté.

Ne serait-ce pas à la branche lacrymale de l'ophthalmique et au rameau par lequel elle communique avec le système nerveux de la face (le rameau malaire), qu'on devrait rapporter le cas suivant, publié par Masius?

[1] Mem. de la Soc. Roy. de Méd., 1783.

OBSERVATION DEUXIÈME.

Névralgie de la branche lacrymale de l'ophthalmie.

Le juif Z..., de Schwérin, qui de tout temps avait été très adonné au sexe, et qui avait eu diverses affections vénériennes, éprouva, il y a deux ans, étant à dîner, une démangeaison au dessus de l'œil droit, laquelle, dans l'espace de quelques minutes, se changea en douleur véhémente. Mon père, qui était son médecin, envisagea d'abord cette douleur comme rhumatique ; mais bientôt il reconnut qu'il avait affaire au tic douloureux de Fothergill. Comme il connaissait le genre de vie du malade, il eut recours, sans tarder, aux mercuriaux ; mais au bout de six mois, ces remèdes ne produisant aucun effet, et la douleur au contraire devenant de jour en jour plus violente, il les mit de côté, et essaya successivement la belladona, la gratiole, les antimoniaux, les vésicatoires, le séton et tous les autres remèdes connus, qui n'eurent pas plus de succès. Les évacuans aggravaient visiblement le mal. Je conseillai, il y a quelques mois, de reprendre l'usage du mercure et de l'administrer jusqu'à ce qu'il provoquât une salivation modérée : on commença effectivement la cure ; mais, par des raisons à moi inconnues, on n'entretint la salivation que pendant dix jours, quoique le malade crût déjà sentir du soulagement. En octobre, il s'est manifesté un écoulement puriforme du nez, qui dure encore, est souvent très abondant, mais ne soulage point, comme on s'y attendait.

La douleur commence dans l'orbite, et se prolonge par la tempe et la joue jusqu'au menton. Pendant l'accès, l'œil, dont depuis peu le malade ne voit plus du tout, est poussé hors de l'orbite, presque jusqu'au bord de l'os de la pommette ; un *ectropium* complet en est la suite[1].

Si le fait suivant était décrit avec plus d'exactitude et de détails, il présenterait sans doute, avec le précédent, plus d'analogie qu'on ne lui en trouve au premier aspect.

OBSERVATION TROISIÈME.

J'ai observé, dit Leidenfrost, plusieurs cas dans lesquels l'œil était le siége de la maladie. Le paroxisme s'annonçait et débutait par un écoulement abondant de larmes brûlantes. De ce nombre était un paysan de plus de cinquante ans, dont les nerfs optiques furent tellement affectés par les retours fréquens des accès, qu'il tomba dans une amaurose complète. L'usage intérieur de la graine de moutarde et de quelques huiles essentielles aromatiques, guérit complétement la névralgie, et procura en grande partie le rétablissement de la vue[2].

Pour ne pas considérer comme dénuée de toute valeur l'observation fort incomplète qu'on vient de

---

[1] Hufeland's Journal. T. XXV, p. 25.
[2] Epist. ad Forstmann in ist. Diss., p. 60.

lire, il est bon de remarquer que l'auteur à qui on la doit, est un de ceux du dernier siècle, qui avaient vu le plus fréquemment la névralgie de la face, et qu'il a prouvé d'ailleurs que cette affection lui était bien connue. Or, en admettant, ce que nous n'avons nul motif de mettre en doute, qu'il s'agit bien de névralgies, à défaut d'autres symptômes que ceux qu'on vient de voir, l'écoulement abondant de larmes brûlantes ayant été indubitablement le plus remarquable, puisque c'est presque le seul qu'on ait cru devoir rapporter, ce n'est pas trop se hasarder peut-être que de présumer, sur cette description, que la névralgie était de même espèce que la précédente (obs. ii). On ne peut s'empêcher, d'ailleurs, d'être frappé d'une autre analogie qui les rapproche, c'est l'affaiblissement de la vue et l'amaurose qu'elles ont amenée en se prolongeant.

Hâtons-nous de faire remarquer toutefois que nous n'avons nullement l'intention d'attacher à deux observations, et à deux observations incomplètes et peu précises, plus d'importance qu'elles n'en méritent. Nous sommes bien loin de vouloir les donner comme l'image de ce qui doit arriver *toujours* ou *ordinairement* dans les névralgies du nerf lacrymal; mais nous avouerons cependant qu'elles nous paraissent mériter quelque attention, et nous ne croyons pas exagérer leur valeur en disant qu'elles sont faites tout au moins pour diriger l'esprit des observateurs à la recherche de faits analogues.

Les névralgies de la branche frontale de l'oph-thalmique sont beaucoup plus fréquentes et plus distinctes que celles qui précèdent, et presque autant que celles de la branche dont nous parlerons après celle-ci (la maxillaire supérieure).

Les névralgies frontales ne sont point toujours uniformes ni toujours fixées dans le même lieu. Enfermées quelquefois dans la direction du nerf frontal interne, dans les sinus frontaux, le grand angle de l'œil et la paupière supérieure, elles se répandent bien plus fréquemment au loin dans les divisions du frontal externe et même dans ses nombreuses anastomoses. La rareté des premières nous engage à en consigner ici l'exemple suivant, qu'on peut dire en quelque sorte perdu dans une thèse qui n'a d'ailleurs rien de bien remarquable, et où, par conséquent, peu de médecins songeraient à l'aller chercher.

***

OBSERVATION QUATRIÈME.

Névralgie frontale interne.

Une femme de trente-trois ans, mère de quatre enfans, d'un tempérament lymphatico - sanguin, d'une taille très élancée, *d'une structure presque hémoptoïque,* et d'une constitution frêle et délicate, fait, au mois de juin 1804, sur les cinq heures du soir, étant déjà atteinte d'un catarrhe pituitaire, une demi-lieue à pied, exposée à un vent du sud-ouest très froid et très violent. De retour chez elle, cette douleur sourde et obtuse, qui caractérise les catarrhes de cette espèce, devient fort aiguë, et l'oblige à se coucher sans pouvoir prendre aucun aliment. Elle est très agitée toute la nuit; néanmoins la fièvre, quoique forte, ayant cédé le matin d'assez bonne heure, elle repose tranquillement deux ou trois heures, après lesquelles elle se lève et vaque comme à l'ordinaire aux travaux de son ménage, ayant cependant la tête très embarrassée. Tout à coup, sur les neuf heures, la douleur se fixe au sinus frontal gauche; elle devient vive, déchirante; se porte profondément dans l'orbite du même côté et occupe tout le globe de l'œil, qui semble se gonfler et rougit beaucoup, et dans lequel la malade éprouve tantôt un sentiment de pulsation et d'élancement, tantôt un sentiment de torsion et d'arrachement. Des larmes âcres et brûlantes inondent la joue gauche; la narine correspondante, très desséchée au plus fort de l'accès, fournit au commencement et à la fin une excrétion abondante d'un mucus épais et jaunâtre. Parfois la douleur se suspend pendant quelques minutes pour reprendre ensuite avec un nouveau degré d'intensité. (*Infusion chaude de fleurs de tilleul, manuluves et pediluves chauds, topiques émolliens sur le sinus frontal affecté, vapeurs émollientes dirigées vers la tête, injection émolliente dans la narine du côté malade.*)

Malgré l'emploi répété de ces moyens, l'accès se

prolongea jusque vers quatre heures du soir, et ce ne fut qu'à cette époque que la malade put se tenir debout. Après un souper fort léger, elle se mit au lit, et la nuit fut beaucoup meilleure qu'on n'aurait dû naturellement s'y attendre; mais à neuf heures précises, comme le jour précédent, l'accès se déclara par un mouvement d'oscillation et de balancement dans la masse encéphalique; telle est du moins l'idée que s'en formait la malade. Ce mouvement, faible et peu considérable dans le principe, s'accroît et devient si violent au plus fort du paroxysme, qu'il semble à la malade que la boîte du crane doit en être écartée et désunie dans les diverses pièces qui la composent; une douleur aiguë et poignante se fait sentir simultanément dans l'angle nasal gauche, sans que pour cela l'œil cesse d'éprouver les sensations horriblement douloureuses qu'il ressentait dans l'accès précédent.

La malade, extrêmement nerveuse, ne peut résister à la violence des maux qui la tourmentent; elle perd un instant connaissance, puis elle est prise de convulsions qui, tantôt se succèdent avec une rapidité effrayante, tantôt se prolongent de manière à faire craindre un tétanos universel.

Aux moyens employés la veille on ajoute les préparations opiacées qu'on administre à très haute dose, mais sans nul résultat. Une dissolution aqueuse d'opium, injectée dans la narine et appliquée en topique sur le sinus, paraît apaiser les douleurs, qui cessent enfin avec l'accès, à peu près à la même heure que celui de la veille. Celui-ci laisse la malade dans un tel état de faiblesse, qu'elle ne peut se lever ni prendre aucune nourriture, et la nuit qui suit se passe dans l'insomnie, triste avant-coureur d'un accès qui fut plus violent que tous ceux qui l'avaient précédé.

Au moment même où il survint, on appliqua des sangsues à l'angle nasal gauche et sur l'orbite du même côté. Bien loin de soulager la malade, elles parurent au contraire aggraver son mal, qui ne céda, comme la veille, qu'à l'application exté-rieure de l'opium.

L'accès suivant fut le plus cruel de tous ceux que la malade eût encore éprouvés; il résista à l'ef-fet de l'opium appliqué extérieurement, qui, dans les deux derniers, l'avait visiblement soulagée, et qui, depuis ce moment, lui fut plus préjudiciable qu'utile; malgré cela, l'accès se termina à l'heure ordinaire. Dans ceux qui l'avaient précédé comme dans ceux qui le suivirent, il y eut toujours apy-rexie parfaite, quoique avec accélération marquée dans le système circulatoire pendant la durée des paroxismes, et quoiqu'il y eût même quelquefois privation momentanée des facultés intellectuelles.

Les cinquième et sixième accès présentèrent la même violence et la même opiniâtreté.

La malade, ayant entendu qualifier de *migraine* la maladie qui la tourmentait, voulut avoir recours à l'emploi du café (elle n'avait point l'habitude d'en prendre), dont on lui avait souvent vanté l'effica-

cité contre cette affection ; en conséquence, on fit
bouillir environ trois onces de café en poudre dans
douze onces d'eau, jusqu'à réduction d'un tiers ; la
liqueur fut coulée à travers un linge avec forte ex-
pression, édulcorée légèrement avec le sucre et
divisée en deux doses égales. La première fut administrée une demi-heure avant le septième accès,
et la seconde au moment même où il avait habitude
de se faire sentir. L'accès fut retardé d'environ deux
heures, et fut encore assez violent pour obliger la
malade de se coucher, mais d'ailleurs infiniment
moindre qu'à l'ordinaire, et il ne dura qu'environ
une heure et demie, après quoi la malade se leva et
resta toute la soirée debout ; elle prit même des alimens avec appétit et dormit profondément toute la
nuit. Le repos qu'elle prit restaura singulièrement
ses forces ; malgré cela, le lendemain on lui administra le café, préparé comme la veille et à la même
dose. L'accès se fit sentir encore sur les onze heures, mais si faiblement, que la malade put constamment se tenir levée et dîner à midi ; la soirée et
la nuit qui suivit se passèrent comme si elle eût été
en parfaite santé. Le jour suivant, neuvième de la
maladie, quoiqu'elle parût aussi bien qu'on pouvait le désirer, on crut prudent de lui faire prendre
le spécifique, ce qui eut lieu pour la dernière fois.
A onze heures, la malade éprouva encore un certain embarras sans douleur, dans le sinus frontal
gauche, qui se dissipa en moins d'une demi-heure.
Depuis ce moment sa guérison fut parfaite ; elle

recouvra même assez promptement ses forces.

La santé de la malade se maintint pendant quatre ans sans aucune atteinte d'affection névralgique : à cette époque, elle fut assaillie par des chagrins violens, et ayant, par malheur, le 7 mai 1808, été exposée en plein air à un vent très froid, elle fut atteinte d'une névralgie maxillaire. Tous les moyens imaginables furent employés inutilement pour la soulager : l'usage seul du café, administré comme dans sa névralgie frontale, put la délivrer de cette dernière affection, aussi cruelle et aussi opiniâtre que la première.

Le mois de novembre 1809 étant froid et brumeux, détermina une espèce d'épidémie odontalgique, dont la malade fut attaquée, et qui renouvela chez elle tous les accidens de sa névralgie maxillaire. Le café, l'opium, le quinquina, et tous les sédatifs connus, administrés de toutes les façons, et à des doses très rapprochées, ont complétement échoué cette dernière fois et n'ont plus été utiles depuis. Les délayans, tels que l'eau de veau, l'eau de poulet, etc., sans couper les accès, ont été et sont encore aujourd'hui d'une très grande utilité à la malade, dont les douleurs, quoique presque continuelles, sont cependant infiniment moins aiguës. Car, depuis plus de trois ans (1816), elles n'ont pas déterminé de mouvemens convulsifs. L'on dirait que la maladie s'use, s'il est permis de s'exprimer ainsi, ou que les sensations douloureuses perdent en partie leur activité,

et qu'elles sont émoussées par leur répétition, ou
par l'habitude[1].

Si l'acuité de la maladie, l'existence d'une inflammation catarrhale dans les sinus frontaux
avant les premiers accidens, le retour périodique
et régulier des accès, la promptitude avec laquelle
ils ont cédé à l'action du café, pouvaient faire naître quelque doute sur la nature de la maladie, il
suffirait, pour les dissiper, de remarquer qu'aucun
de ces caractères, bien qu'ils ne soient pas les plus
ordinaires dans les névralgies, n'exclut l'idée de
cette affection, et, par dessus tout, que la malade,
deux fois reprise de symptômes, sur la nature desquels il n'y a pas d'incertitude, a fini par rester en
proie à ces cruelles douleurs dont la ténacité, à
défaut de tout autre signe, suffit pour caractériser
l'espèce. Il se présente, d'ailleurs, une autre remarque, c'est qu'il n'y a pas de névralgie qui ne
puisse être, dans certains cas, régulièrement périodique, et qu'elles offrent alors au médecin beaucoup plus de chances de succès : c'est à ce genre
que se rapportent la plupart de celles qu'on a guéries par le quinquina. Le café n'a probablement
pas agi autrement que cet anti-périodique par excellence.

Le cas suivant, publié par Fothergill, est-il,
comme le précédent, une névralgie du rameau frontal interne de l'opthalmique, ou du rameau externe

---

[1] G. C. Barbarin. Diss. sur la névralgie faciale. Paris,
1817, n° 15.

du nasal? C'est ce qu'il ne serait pas possible de déterminer maintenant, mais qui le sera peut-être un jour, si l'on s'attache à décrire les nuances différentielles les plus délicates de ces affections.

———

OBSERVATION CINQUIÈME.

Un des premiers cas d'affection douloureuse de la face, dit Fothergill, dont j'aie été appelé à m'occuper, était chez une femme de soixante-cinq ans, qui avait joui généralement d'une bonne santé, et chez qui on n'apercevait ni cause particulière de chagrin, ni aucun autre principe de maladie.

Elle était saisie tout à coup d'une douleur excessivement aiguë auprès du grand angle de l'œil, qui ne durait que peu de secondes, lui arrachait quelques larmes et se dissipait graduellement. Quelques minutes après, le même accident se répétait et revenait de même pendant tout le jour à des distances inégales, de manière à rendre son existence tout-à-fait misérable.

Le mal se manifestait comme un violent spasme; on l'avait regardé comme étant de cette nature, et conséquemment on s'était servi, pour le combattre, de tous les plus puissans antispasmodiques, mais sans aucun succès. L'opium cependant, donné à très fortes doses, avait procuré du soulagement, mais il occasionait une constipation, un mal de tête, une altération si pénibles, que ces effets devenaient presque aussi insupportables que le mal. L'usage de la ciguë parut adoucir un peu la douleur, mais la santé générale de la malade s'affaiblit à cette époque, et elle continua à souffrir jusqu'à sa mort.

Les névralgies du rameau frontal externe, ou névralgies frontales proprement dites, sont bien plus fréquentes que celles dont il vient d'être question. Nous en avons sous les yeux de nombreuses observations, entre lesquelles nous consignerons ici de préférence celles qui sont le moins connues; en revenant sur la description générale de la maladie, nous en indiquerons en outre, autant qu'il sera nécessaire, pour qu'on puisse prendre une idée parfaitement complète des diverses formes de cette espèce de névralgie. Commençons par l'une des plus anciennes qui aient été publiées dans les temps modernes; nous en avons déjà dit un mot dans l'aperçu historique qui ouvre ce mémoire.

OBSERVATION SIXIÈME.

Névralgie frontale externe, ou frontale proprement dit.

J'ai eu assez fréquemment occasion, dit Dan Ludwig, d'observer, au dessus de l'un des sourcils, à l'endroit où passe un rameau nerveux de la troisième (cinquième paire), une douleur excessivement intense, durant ordinairement de sept heures du matin à midi, ou de neuf à deux, et résistant au traitement le mieux entendu.

Un médecin avancé en âge, en proie aux tourmens de cette affection, subit non seulement deux fois l'artériotomie de la temporale, mais se fit même pratiquer, au dessus de l'endroit affecté, une assez profonde incision, dans un sens convenable : *Secundum requisitum fibrarum ductum :* ce fut sans succès ; les douleurs revinrent et ne cessèrent qu'avec la vie du malade [1].

Nous sommes surpris qu'on n'ait pas remarqué les deux observations suivantes consignées dans l'un des ouvrages le plus justement classiques du dernier siècle.

OBSERVATION SEPTIÈME.

Névralgie frontale.

Je fus consulté il y a peu de temps, dit Van Swieten, par un personnage d'une grande considération, qui souffrait tous les jours à la même heure, une violente migraine, qui durait constamment pendant huit heures consécutives. On appliqua inutilement à la tête des épithèmes, des vésicatoires et divers épispastiques aux pieds ; il prit bien des purgatifs et d'autres remèdes internes, qui furent administrés sans fruit ; le mal ne discontinuait point ; je m'avisai d'avoir recours au quinquina, qui dissipa bientôt jusqu'à la moindre douleur de tête. Quand

---

[1] Ephem. acad. nat. curios. Dec. I , ann. III . obs. 252.

elle le saisissait, le malade désignait positivement son siége, à l'endroit du front où le trou orbitaire supérieur donne passage à un rameau des nerfs de la cinquième paire. La douleur qui y prenait naissance, s'étendait de proche en proche et insensiblement dans la moitié de la tête. On ne remarquait pourtant, malgré sa vivacité, aucun dérangement dans le pouls, et les autres fonctions s'accomplissaient dans l'état naturel[1].

Le cas suivant, rapporté par le même auteur, a beaucoup d'analogie avec celui qu'on vient de lire.

<hr>

OBSERVATION HUITIÈME.

Névralgie frontale.

Un homme d'une santé ferme, d'un tempérament robuste et d'un âge moyen, était attaqué tous les jours à la même heure d'une douleur forte, à cet endroit au dessus de l'orbite gauche, d'où sort un rameau de nerf par le trou orbitaire supérieur. Quelque temps après, l'œil paraissait rouge, enflammé, et laissait couler beaucoup de larmes; insensiblement cette douleur augmentait au point qu'il lui semblait qu'on arrachait l'œil de l'orbite, et elle devenait si insupportable, qu'il en était comme furieux. Cet état persévérait pendant plusieurs heures, après lesquelles tous ces accidens cessaient, et l'œil revenait aussi net et clair qu'auparavant. Je fis saigner le malade, je lui ordonnai

[1] Van Swieten. *Comment. in aphor. Boerhaavii*, § 757.

des purgatifs légers et des remèdes antiphlogisti-
ques ; je fis appliquer des ventouses à la nuque ; on
réitéra les vésicatoires, etc., tout cela fut sans succès. (Van Swieten, ayant reconnu dans les ramifications artérielles qui entourent l'orbite, des pul-
sations plus fortes et plus fréquentes qu'à l'artère
radiale, qualifia cette affection de fièvre intermittente locale.) Je m'empressai, dit-il, d'ordonner le
quinquina qui la guérit radicalement [1].

L'auteur dit avoir rencontré dans la pratique
beaucoup d'autres cas analogues, et avoir obtenu
le même succès de l'emploi du quinquina.

La branche ophthalmique ne nous laisse plus à
considérer que les névralgies du rameau nasal et de
ses divisions. Peut-être est-ce à cette espèce, ainsi
que nous l'avons déjà fait remarquer, qu'il convien-
drait de rapporter l'observation cinquième, em-
pruntée à Fothergill ; on ne saurait trop dire en
quoi elle diffère de la suivante, relativement au siége.

OBSERVATION NEUVIÈME.

Névralgie nasale externe.

Joseph Beck, vigneron, demeurant à Kaisers-
berg, petite ville à deux lieues de Colmar, âgé de
trente-quatre ans, d'un tempérament bilieux sanguin, fut atteint, il y a quelques mois, d'une dou-

[1] Van Swieten. Comment. in aphorism. Boerhaavii. § 757.

leur périodique à la face, qui se manifestait chaque fois comme un éclair à la partie moyenne du sourcil du côté droit, descendait obliquement sur l'aile et le milieu du nez où elle se fixait. Cette douleur commençait tous les matins à sept heures, augmentait en intensité jusque vers les dix heures, et finissait vers une heure après midi. M. Noll fut appelé, pour la première fois, le 15 février 1816, à donner des soins à cet homme ; il le trouva dans le fort de l'accès : le malade éprouvait des douleurs déchirantes et lancinantes, si atroces, qu'il ne fut en état de répondre que très imparfaitement aux questions du médecin. Ces douleurs étaient portées à un tel excès, que Joseph Beck assura, dans un de ses momens de calme, que, si on ne parvenait à le soulager, il était décidé à se donner la mort. On ne put découvrir à cette névralgie d'autre cause qu'une colère extrêmement violente à laquelle cet homme s'était livré peu avant l'invasion de sa maladie. Comme la périodicité des paroximes était bien marquée, que, hors des accès, le malade se portait très bien et n'éprouvait pas la moindre sensibilité dans les parties si cruellement torturées pendant sa durée, M. Noll crut devoir recourir de suite au quinquina : ce médicament fut pris pendant trois jours ; mais bien loin de procurer du soulagement et de faire cesser les accès, il rendit les douleurs continuelles et permanentes. On substitua alors au quinquina les pilules de Meglin ; on commença par en donner une le matin et une le

soir, puis on augmenta graduellement la dose jusqu'au nombre de cinq, deux fois par jour. Quand
le malade fut parvenu à cette quantité, à laquelle il
resta jusqu'à la fin de sa guérison, les douleurs diminuèrent rapidement, et elles ne tardèrent pas à
disparaître totalement. Le malade persista pendant
dix-huit jours dans l'usage du remède : il n'y eut
pas de rechute [1].

II. Entre les névralgies dont il a été question
jusqu'ici, quelques unes sont d'une grande rareté,
et les cas que nous en avons rapportés sont les
seuls qui fussent à notre connaissance ; les autres
sont beaucoup plus fréquentes ; mais les exemples
que nous avons choisis dans la foule appartiennent
aux formes les moins communes de ces névralgies.
Nous avons pu nous dispenser de consigner ici de
celles qui le sont le plus ; il est peu de médecins
qui n'en connaissent quelque exemple, et nous se-
rons entendu de tout le monde, quand nous aurons
à tracer quelque trait qui s'y rapporte, dans la description générale du tic douloureux.

Laissant donc à ce point les névralgies de la
branche ophthalmique et de tous les rameaux qui
en dépendent, nous allons passer à celles de la
maxillaire supérieure, dont les espèces ne sont ni
moins distinctes dans quelques cas, ni moins com-
pliquées dans beaucoup d'autres, et qu'il n'im-

[1] Meglin. Rech. sur la névr. faciale. Strasbourg, 1816,
in-8°.

porte pas moins de distinguer dans tous, de celles avec lesquelles elles sont susceptibles d'être confondues.

Nous ne pourrions citer comme exemple de névralgies du rameau orbitaire que des cas de nature fort douteuse ; aussi allons-nous passer immédiatement à celles du rameau dentaire postérieur. On verra, dès la première observation comme dans celle qui doit la suivre, un exemple d'une grave méprise dans laquelle on dut tomber autrefois bien fréquemment, et qu'on n'évite peut-être pas toujours aujourd'hui, quoiqu'on prenne soin de la signaler dans tous les travaux sur le tic douloureux, et quoique le savant dentiste, M. Duval, ait consacré à ce sujet un opuscule intéressant [1].

OBSERVATION DIXIÈME.

Névralgie dentaire postérieure.

En 1793, Tellier, employé aux fermes, se plaignit de douleurs de dents du côté droit ; la face était légèrement enflée et les dents saines, mais l'intérieur de la bouche du côté affecté bien plus rouge que l'autre. Cet état fluxionnaire dura plusieurs jours ; les gargarismes adoucissans, les boissons calmantes et la chaleur de la partie entretenue par des compresses chaudes semblèrent arrêter les

[1] Obs. sur quelques affections douloureuses de la face, considérées dans leur rapport avec l'organe dentaire. Paris, 1814. In-8°.

progrès du mal ; mais les douleurs devenant plus vives au bout de douze jours, le malade se persuada que son état dépendait d'une molaire de la mâchoire supérieure, parce qu'il y éprouvait une douleur plus sensible que sur les autres. Dans cette idée, il vit un dentiste qui, après un mûr examen, ne reconnut aucune dent cariée; l'avant-dernière dent molaire lui paraissant seulement plus sensible au toucher, il en conclut que la racine de cette dent était altérée; il en proposa l'extraction, à laquelle le malade consentit d'autant plus volontiers que ses souffrances étaient extrêmes et accompagnées d'un ptyalisme fatigant. La dent extraite se trouva saine; alors Beaupréau (le dentiste) estimant que c'était le fond de l'alvéole qui était altéré, en proposa la cautérisation. Comme le malade se crut soulagé, il s'y refusa; la journée et la nuit suivantes furent beaucoup plus calmes. Mais le lendemain matin, environ dix-huit heures après l'opération, les premières douleurs se firent sentir. Le dentiste, de nouveau consulté, insista pour cautériser l'alvéole, dans la vue, disait-il, de détruire la sensibilité du nerf. L'espoir d'être soulagé y fit consentir le malade; il en arriva bien autrement; dès cet instant, les douleurs allèrent en augmentant; les saignées répétées, les bains, les cataplasmes et les lotions narcotiques procurèrent assez de calme pendant huit jours, pour que Tellier reprît ses occupations; la joue était restée seulement sensible au toucher et un peu plus rouge, le malade conservant toujours, du côté de la face, un sentiment douloureux mais supportable. Trois semaines s'écoulèrent dans cet état, et les douleurs revinrent ensuite avec la même violence et les mêmes rémissions. Pendant la première année, les accès parurent périodiques, en sorte qu'après trois semaines environ de repos, il y avait dix à douze jours de souffrances énormes ; mais pendant le calme, il restait toujours dans la partie un sentiment douloureux qui était supportable ; l'intérieur de la bouche était plus coloré, et il y avait un crachotement fatigant. La seconde année, les accès furent plus fréquens et plus longs, et le ptyalisme plus abondant. Tantôt le malade ne supportait que les boissons chaudes, tantôt les froides lui étaient plus agréables. Pendant les accès de la douleur, la face entrait en convulsion, la joue droite étant alternativement plus plate ou plus ridée que la gauche; après l'accès, il y restait de légers mouvemens de rétraction. Mais, ayant passé deux ans dans cet état, sans éprouver aucun soulagement, malgré tous les remèdes employés, les paroxismes devinrent si fréquens, et ils offraient un aspect si horrible, que le désespoir s'empara de Tellier, et que ce malheureux mit fin à sa déplorable existence[1].

[1] Duval, Opusc. cité. — Obs. communiquée par Allan.

OBSERVATION ONZIÈME.

Névralgie dentaire postérieure.

Madame Marie-Madelaine Hamberger, épouse du sieur Noll, officier de santé à Ammerschwyr, à deux lieues de Colmar, âgée de trente-huit ans, d'un tempérament mélancolique, d'une constitution sèche, ayant le genre nerveux très sensible, fut affectée d'un tic douloureux sous l'apparence d'un mal de dent, vers le 15 novembre 1812. La douleur venait par accès plus ou moins violens et plus ou moins fréquens. Elle s'était principalement fixée sur la dernière dent molaire de la mâchoire supérieure du côté gauche. La malade ayant eu beaucoup à souffrir dans sa jeunesse de plusieurs dents attaquées de carie, elle crut que, pour cette fois elle avait affaire au même mal, et qu'elle obtiendrait un soulagement prompt du remède qu'elle était habituée à employer, savoir, de se faire enlever la dent cariée : elle avait, de cette manière, fait arracher huit de ses dents, à des époques différentes, et toujours avec un égal succès, la douleur ayant disparu à chaque fois presque aussitôt. En conséquence elle se décida sans peine à faire extraire la dent soupçonnée (la dernière molaire); elle fut enlevée avec adresse, mais elle ne parut nullement malade. Cette bonne dame fut, pour cette fois, trompée dans son attente; les douleurs continuèrent et devinrent insupportables. Il se manifestait quelquefois dans la journée, par

accès plus ou moins longs, des spasmes si violens
dans l'alvéole de la dent enlevée, ainsi que dans
les muscles buccinateur et masséter, qu'il semblait à la malade qu'on lui arrachait ces parties
avec des tenailles; à cet état se joignait un resser-
rement douloureux et comme tétanique, de la mâchoire inférieure, au point que la malade ne pouvait introduire qu'avec peine une nourriture fluide
dans sa bouche. La malade a avoué, depuis sa
guérison, que, dans l'excès de ses souffrances, elle
avait pensé plus d'une fois à se donner la mort.
M. Noll employa tous les remèdes calmans qu'il
put imaginer, mais sans aucun succès. Cet état
affreux de son épouse durait depuis trois semaines
lorsqu'il alla consulter le docteur Meglin, de Colmar. Celui-ci conseilla l'usage de ses pilules d'extrait de jusquiame noire, d'extrait de valeriane sauvage, et d'oxide de zinc sublimé. Elles furent
portées successivement à six le matin et à six le
soir, de trois grains chacune. Dans l'espace de
trois semaines, la guérison fut complète; depuis
ce temps il n'y eut pas la moindre récidive.

En fouillant dans les archives de la science, on
trouve un grand nombre de faits analogues; la plupart des ouvrages sur l'odontalgie en renferment
quelques uns, et il n'est pas rare d'en trouver dans
lesquels on a arraché toutes les dents d'un côté jusqu'à la dernière avant de reconnaître que la maladie
tenait à une autre cause que l'altération de ces os.

Ce n'est point par la difficulté du diagnostic que se fait remarquer la névralgie dont nous allons parler maintenant, mais bien plutôt par sa fréquence et son opiniàtreté. La névralgie du rameau sous-orbitaire de la branche maxillaire supérieure est une de celles qu'il importe le plus de connaître avec précision; car si c'est celle contre laquelle a le plus fréquemment réussi l'opération chirurgicale, c'est celle aussi qui a été le plus souvent attaquée sans succès par le même moyen. Si l'on eût eu, dans tous les cas, une connaissance précise du siége du mal, on aurait pu prédire à l'avance quel serait le résultat de la section du nerf. Nous ne craindrons donc pas de rapporter un certain nombre d'exemples de névralgies sous-orbitaires et de choisir les plus détaillés.

C'est presque un devoir de placer en première ligne le plus ancien que nous connaissions.

OBSERVATION DOUZIÈME.

Névralgie sous-orbitaire.

Marie Furrerin, d'environ soixante ans, d'une taille élevée, grèle, d'un tempérament chaud et sec, mère de onze enfans, cessa d'être réglée à cinquante-deux ans; elle éprouva depuis lors une hémicranie pour laquelle elle vint me consulter avec son mari, chirurgien distingué, pour la première fois le 1er juillet 1692. La douleur vient subitement, occupe cette partie de la joue droite qui est au dessous de la paupière inférieure, là où se trouve le grand os de la mâchoire supérieure; de là elle s'étend vers la tempe, elle occupe en même temps le front au dessus de l'œil, la moitié droite du nez et cette partie de la lèvre qui est sous l'aile droite du nez; le moindre contact y est presque insupportable. Cette douleur tourmente cruellement la partie postérieure de l'œil, qu'elle fait rentrer en quelque sorte dans l'orbite, et détermine un écoulement abondant de larmes. Les gencives de la mâchoire supérieure sont aussi douloureuses, quoique toutes les dents en aient été depuis longtemps arrachées; on remarque du côté droit un tiraillement de l'aile du nez, d'une partie de la lèvre supérieure et de la portion voisine de la joue. Ce tiraillement gênait quelquefois la mastication, mais n'était pas aussi fort et ne déformait pas tant la face que je l'ai vu quelquefois. La douleur est lancinante, brûlante, pongitive, tensive, presque intolérable, mais courte et momentanée, revenant une ou plusieurs fois par semaine, par jour, ou même par heure. Aujourd'hui, au moment où j'ai vu la malade, elle a éprouvé plus de six accès dans une heure; chaque fois, les larmes ont coulé de l'œil droit seulement, qui était rouge, la lèvre supérieure droite a éprouvé un tremblement, puis une rétraction en arrière, avec l'aile du nez. Il y avait à cette partie de la lèvre un vaisseau très enflé qui s'affaissait après la douleur, et on le touchait alors sans irriter le mal, ce qu'on ne pouvait faire autrefois ni pendant ni après l'accès. La douleur monte parfois au synciput, au vertex, d'où elle descend vers le cou. De temps en temps les nuits sont calmes ; et quand la malade souffre trop fréquemment dans le jour, l'appétit se perd. D'après le conseil de plusieurs médecins, de Muralt, Lavater, Vitoduranus et autres, elle a employé un grand nombre de remèdes, vésicatoires, emplâtres d'onguent huileux, gargarismes, fomentations, et le tout en vain. Son mari lui a arraché successivement jusqu'à la dernière molaire toutes les dents de la mâchoire supérieure, la canine et les incisives ; récemment il enleva avec le bistouri une portion de la gencive, à l'endroit où étaient la canine et les petites molaires ; l'opération fut faite à sept heures du matin, la douleur fut suspendue jusqu'à sept heures du soir, mais elle reprit alors avec la même violence, ce que la malade attribua à l'hémorragie trop considérable qui eut lieu. Il s'y est fait depuis une petite exfoliation de l'os. L'artère temporale a été ouverte deux fois. Une foule de médicamens ont été administrés à l'intérieur.

Je pense, dit Wepfer, que le mal réside dans le nerf qui répand ses filets dans l'orbite, dans l'os maxillaire supérieur et les racines des dents, sort par le trou sous-orbitaire, et se répand dans la lèvre supérieure et l'aile du nez.

(Vésicatoires derrière les oreilles et sur toute la tête, cautère, séton, artériotomie à plusieurs reprises, embrocations avec une décoction de plantes céphaliques, pédiluves id., poudre céphalique avec racine de valeriane, pæon. limail., etc.

Au mois de septembre, la malade écrit qu'elle a appliqué le vésicatoire sur la tête, pris la poudre, subi l'artériotomie; que la douleur a éprouvé une rémission de deux ou trois jours pour revenir comme auparavant; elle refuse le cautère et plus encore le séton.

(Même prescription.)

Le 16 octobre 1692, tous ces moyens étant sans succès, Wepfer conseille encore le séton.

Vers l'automne de 1693, la phthisie se déclare, et la malade meurt au mois de mars 1694, dans le dernier degré du marasme.

Quoique la douleur ne restât pas, au plus fort de l'accès, parfaitement renfermée dans les limites qu'embrasse le rameau sous-orbitaire de la maxillaire supérieure, cependant les parties auxquelles il se distribue après sa sortie du canal osseux qu'il traverse étaient si évidemment le point de départ de cette douleur, et sa violence en cet endroit l'emportait si constamment sur celle à laquelle elle parvenait en tout autre, que nous ne croyons pas nous être trompé en assignant à la névralgie, dans ce cas, le siége que nous venons d'indiquer, et en en faisant une espèce particulière. C'est celle dont on trouve le plus d'exemples parmi les observations qui ont été publiées jusqu'à ce jour. Il serait difficile d'en trouver un plus analogue en tout au précédent, que celui dont la relation fut insérée en 1811, par le docteur Meglin, dans le *Journal de médecine* de Corvisart, Leroux et Boyer. Le suivant s'en rapproche également beaucoup. Nous le citons pour cette analogie, mais surtout parce qu'il servira plus tard de base à des considérations thérapeutiques que nous croyons n'être pas sans importance.

OBSERVATION TREIZIÈME.

Névralgie sous-orbitaire.

Madame H...., de Stockwell, âgée de soixante-quatorze ans, mère de famille, d'une faible constitution, d'un caractère doux, et très active pour son âge, éprouvait, depuis treize ans environ, une douleur à la face. Dans son principe, cette douleur avait été modérée; dans ses progrès elle devint violente, et elle acquit enfin un degré d'intensité si considérable, qu'il serait impossible de le décrire, ni même de s'en former une juste idée. Son siége parut d'abord fixé à l'aile du nez et à une petite portion de la lèvre supérieure du côté droit. Elle n'était pas continue comme dans le rhumatisme chronique; elle était au contraire passagère, excessivement aiguë et lancinante durant ses paroximes. Ses retours étaient irréguliers, et ses intervalles laissaient jouir ordinairement la malade de la tranquillité la plus parfaite. Il existait toujours une uniformité frappante dans son origine et dans sa direction. Elle commençait d'abord à l'aile du nez, à la lèvre supérieure, et s'étendait vers l'orbite;

mais quand les attaques devenaient plus violentes, elle se portait sur d'autres parties : la malade éprouvait alors une sensation du même genre, moins forte à la vérité, tout le long de la joue jusque vers l'oreille; sensation qui s'étendait au palais, aux gencives, à la mâchoire supérieure, et même au gosier.

Cette affection se faisait particulièrement sentir dans les saisons changeantes et rigoureuses. Quoique la malade n'en fût pas toujours exempte dans les saisons tempérées, les attaques étaient souvent déterminées par les causes les plus simples, comme de parler, de tousser, de manger, de respirer. Elles ne duraient ordinairement qu'une demi-minute, quelque fois moins ; souvent elles ne prenaient que cinq ou six fois par jour; souvent aussi elles se renouvelaient deux fois par heure; elles variaient beaucoup dans leur degré d'intensité; tantôt elles étaient si modérées, qu'elles se bornaient à suspendre le mouvement de la lèvre supérieure ; tantôt (ce qui était le plus ordinaire) elles étaient si fortes, qu'elles arrachaient à la malade des cris qui ressemblaient à ceux de l'agonie; si parfois elles suspendaient le mouvement de la lèvre supérieure, d'autres fois elles produisaient un effet contraire, tel qu'un mouvement convulsif, durant lequel la lèvre était entraînée en haut; mais, quelle que fût son intensité, il n'y avait jamais de changement de couleur à la peau, si ce n'est lorsqu'on y avait appliqué quelque topique.

Haighton recourut d'abord à l'application d'un liniment ammoniacal, et à l'usage tant extérieur qu'intérieur de la teinture d'opium , ainsi qu'à l'électricité administrée sous la forme la plus convenable à la malade. Comme elle habitait le nord de l'Angleterre, Haighton la perdit de vue pendant deux ans, époque à laquelle elle vint se fixer dans le voisinage de Londres. Ce ne fut qu'alors que le médecin se forma une juste idée de la maladie, et qu'il fût éclairé sur son origine par les circonstances suivantes : « La malade voulant me rendre compte, dit Haighton, de sa situation , articulait avec beaucoup de difficulté, et s'arrêtait tout à coup. Portant alors toute mon attention sur la partie affectée, j'aperçus à la lèvre supérieure un tremblottement avec attraction de cette partie en haut, précisément à l'endroit où le muscle releveur propre de la lèvre supérieure est implanté. Cherchant alors à connaître le nerf qui produisait ce mouvement à la partie à laquelle il se distribuait, il me parut clair que c'était la branche sous-orbitaire de la cinquième paire. A dessein de vérifier autant que possible mes conjectures à cet égard , j'attendis le retour d'un accès qui eut lieu peu de minutes après, et je fis alors une forte pression sur les tégumens qui recouvrent le trou sous-orbitaire : la douleur cessa aussitôt ; je répétai plusieurs fois cette pression, et j'obtins toujours le même résultat. Comme mes conjectures, relativement au siége de cette maladie, semblaient acquérir plus de solidité par cette expérience, je pensai qu'il était essentiel de faire un examen plus approfondi des symptômes, et particulièrement de ceux qui existaient dans les parties qui ne paraissaient affectées que secondairement ou par sympathie. Il parut, d'après cet examen, que la douleur qui existait à l'aile du nez et à la lèvre, avait son principal siége dans ces parties, et que lorsqu'elle devenait plus vive, elle affectait d'autres parties telles que l'oreille, s'étendait ensuite le long de la joue par les branches de communication appartenant à la portion dure de la septième paire. La douleur attaquait aussi le palais, les gencives et les dents de la mâchoire supérieure, mais aucune partie de l'inférieure, quelquefois encore le gosier ; mais la partie qui semblait affectée à un plus haut degré, par rapport au siége principal de la douleur, était immédiatement située derrière les dents incisives.

« En comparant cet assemblage de symptômes avec la distribution de la branche maxillaire supérieure de la cinquième paire, je fus frappé de la coïncidence qui s'y rencontrait, et en même temps je fus persuadé, comme je l'avais déjà pressenti, que le siége principal de la maladie était dans le rameau sous-orbitaire qui se distribue à l'aile du nez et à la lèvre supérieure, et que la douleur qui s'étendait aux dents, aux gencives, au palais, avait lieu par la communication des filets nerveux qui unissent le sous-orbitaire aux branches palatines.

« D'après les avantages momentanés obtenus à

plusieurs reprises par la pression du nerf sous-orbitaire contre l'os, il me parut utile d'en faire la
section , et je la proposai à ma malade comme dernière ressource.

« L'opération fut fort simple , et consista en une
incision longue de neuf lignes, dirigée obliquement
en bas ; le centre de cette incision devant corres-
pondre au trou sous-orbitaire, mais seulement à
trois lignes au dessus ; l'incision devait être faite
jusqu'à l'os, autrement il eût été impossible de di-
viser le nerf, tant il est situé profondément dans cet
endroit. Comme il y a plusieurs inégalités à la surface de l'os maxillaire, à l'endroit où s'implantent
les muscles, ainsi qu'un canal qui aboutit ordinairement à la partie inférieure du trou, un bistouri
pointu parut préférable à tout autre, comme plus
propre à effectuer la division complète du nerf situé
dans cet enfoncement. La veine faciale passe fréquemment sur ce trou et le recouvre, ce qui peut
donner lieu à sa division pendant l'opération. Si cet
accident arrive, ou si quelque branche artérielle est
ouverte, on pourra y remédier avec facilité en faisant une compression dirigée sur l'os. La plaie n'é-
tant que superficielle, se doit guérir probablement.
comme une plaie simple.

« Je fis l'opération ainsi que je viens de la décrire,
et le succès justifia pleinement mon attente : la
douleur cessa aussitôt, et la plaie fut guérie en peu
de jours. Ma malade, qui depuis treize ans vivait
dans la douleur, éprouva, comme il est aisé de le
concevoir, une grande joie de ce succès.

« Il est à remarquer que le sentiment et le mouvement de la lèvre, quoique évidemment diminués,
n'ont pas été entièrement perdus, comme je l'avais
prédit ; cet accident a duré peu ; et nous pensons
(c'est toujours Haighton qui parle) qu'il s'est formé
une réunion de nerfs à l'endroit divisé, laquelle a
présenté l'avantage inappréciable qu'il ne s'est manifesté jusqu'à présent dans la partie *régénérée*
aucune disposition au retour de la maladie[1].

Nous rapporterons encore un cas de la même
espèce que les précédens. Il est décrit avec tous
les détails qu'on peut désirer, et se trouve dans
une dissertation fort rare en France, double motif
dont chacun suffirait pour qu'on le lise ici avec
intérêt.

OBSERVATION QUATORZIÈME.

Névralgie sous-orbitaire.

Jean Kreuser, artiste de l'académie de musique
du palais de l'ancien électeur de Mayence, âgé de
quarante-six ans, d'une taille haute, d'une constitution robuste, d'un caractère gai, était père de
deux enfans adultes et bien portans. Lui-même,
depuis son jeune âge, avait toujours joui de la meilleure santé jusqu'en 1793, qu'il fut affecté d'une

[1] John Haighton, in London medical Review and Ma-
gazine.

violente douleur de tête. Cette douleur commençait à l'occiput et s'étendait de là peu à peu vers les parties antérieures du crâne, jusqu'à ce qu'elle occupât tout le front. Elle était si violente, que le malade, incapable de toute occupation, était forcé à chaque paroxisme de se mettre au lit et d'y rester dans une parfaite immobilité. Les accès, qui, dans l'origine, revenaient toutes les trois ou quatre semaines, et presque toujours vers midi, se rapprochèrent au point de tourmenter le malade chaque jour et même deux fois dans les vingt-quatre heures, et avec une violence qui ne lui laissait pas la faculté de dire un mot, ni même d'ouvrir la bouche. Cette douleur dura ainsi pendant plusieurs années, et résista aux remèdes les plus efficaces. Le kinkina, le camphre, l'extrait d'aconit furent administrés sans le moindre soulagement. L'usage interne du muriate de mercure semblait procurer quelque amélioration, mais on se vit obligé de s'en abstenir par l'invasion d'une fièvre intermittente qui régnait alors épidémiquement, et dont notre malade fut atteint. Il fallut de nouveau avoir recours au kinkina pour la combattre; et, chose singulière, non seulement la fièvre fut guérie, mais avec elle disparut la douleur de tête, dont le malade fut un an sans éprouver la moindre atteinte. Arriva l'année 1799 et avec elle l'ancien mal de tête; il faut remarquer, toutefois, que les accès étaient d'abord moins fréquens et moins intenses, et qu'ils s'accrurent insensiblement. Il arriva vers cette époque que, toutes les fois que le malade voulait se moucher, il éprouvait à l'aile droite du nez une démangeaison suivie d'un faible effort d'éternuement, auquel succédait un chatouillement qui se propageait de l'os droit et de l'aile du nez dans la région malaire du même côté. On observait pendant l'éternuement de légers mouvemens convulsifs des muscles de la face, un larmoiement et un écoulement abondant par les narines d'une pituite ténue. Au commencement, l'accès durait à peine une minute, ne venait jamais sans l'influence préalable d'un stimulus, mais était constamment provoqué par l'éternuement ou l'action de se moucher. Le malade frottait-il du doigt avec légèreté les parties affectées, la douleur et le spasme cessaient à l'instant. Content d'avoir trouvé ce moyen d'alléger et de dissiper sa douleur, le malade fit d'abord peu de cas de son mal, dont la durée et l'intensité augmentèrent progressivement. Il passa plus de neuf mois au milieu de ces souffrances, espérant tous les jours en voir la fin ; mais il en arriva bien autrement. Les convulsions des muscles de la face, auxquelles le malade songeait à peine, et qui n'avaient lieu qu'après l'éternuement et le moucher, dégénérèrent en douleurs atroces, en sentiment de brûlure ou de dilacération, d'élancemens ou de perforation. Ces douleurs, qui se propageaient jusque par delà l'orbite, étaient provoquées ou augmentées quand elles existaient déjà, par diverses circonstances telles, que la parole, la toux, l'expuition de la salive, mais surtout par les mouvemens de la bouche et de la mâchoire comme dans la mastication.

Vers le milieu de l'année 1800, le malade se plaignit d'un accroissement considérable de son mal, et tous ses amis étaient vivement affligés de la fréquence et de la cruauté de ses tourmens ; non seulement il suffisait du plus léger mouvement de la bouche ou de la mâchoire pour ramener la douleur, mais bien souvent elle revenait spontanément et sans nulle cause connue, et sa violence augmenta à tel point, qu'elle retentissait jusqu'à une grande distance du lieu de son origine. Elle commençait alors vers la racine de la dent laniaire de la mâchoire supérieure. Cette dent, quoique très saine et sans les moindres taches, qui, hors du paroxisme, pouvait être frappée sans douleur par les corps les plus durs, était, dans l'accès, d'une telle sensibilité, que le malade éprouvait la douleur la plus aiguë, si la langue venait frapper, même très légèrement, ou cette dent, ou la gencive, ou même la partie antérieure du palais. Il n'en fallait souvent pas davantage pour ramener le paroxisme. La douleur passait comme la foudre dans les paupières et le globe même de l'œil, dans tout le côté droit du nez et la lèvre supérieure du même côté ; les muscles de toutes ces parties étaient agités de mouvemens convulsifs, qui amenaient une rétraction en haut de l'aile du nez et de l'angle de la bouche du côté droit ; en même temps les lèvres étaient contractées et la bouche proéminait en saillie du côté droit. Ces mouvemens cloniques des muscles ne cessaient qu'après la douleur et après que quatre larmes avaient coulé de l'angle interne de l'œil sur la joue, et que la narine droite avait fourni une humeur muqueuse, blanchâtre et visqueuse. On observait en outre ce singulier phénomène, que, pendant tout le temps des plus violentes douleurs, le malade agitait avec vivacité la pointe de sa langue entre les lèvres contractées; il affirmait que ces mouvemens de la langue lui procuraient quelque soulagement. L'habile médecin Zenzen employa, contre un mal aussi opiniâtre, tous les remèdes imaginables : d'abord les anti-rhumatiques, les résolutifs, les eccoprotiques, mais sans nul effet; le soufre, le musc, le castoréum, l'éther sulfurique, dans la classe des excitans; dans celle des narcotiques, la ciguë, la belladonna, la jusquiame, le datura-stramonium et l'opium sous diverses formes; le mercure même, qu'on croyait avoir procuré du soulagement quelques années auparavant, tout fut mis en usage sans aucun succès. Les topiques ne furent point oubliés : la teinture d'opium, la ciguë et la belladonna; on appliqua des sangsues à la face, des vésicatoires à la nuque, l'écorce de garou aux bras. L'électricité et le galvanisme furent employés de toute façon, des sternutatoires furent pris en guise de tabac. Chaque changement de remède, procurant quelque soulagement, réveillait l'espoir de la guérison; mais bientôt se dissipait ce faible soulagement, qu'on devait bien moins attribuer à la vertu des remèdes qu'à l'imagination du patient. Le seul médicament qui procurât réellement quelque répit, était l'opium, qu'il fallait pour cela administrer à très grande dose.

Au commencement de l'été de l'année 1801, le malade prit, pendant huit semaines, les eaux de Wisbad ; leur effet fut si avantageux que les douleurs disparurent pour toute cette saison, et que le malade se crut entièrement guéri.

L'hiver suivant les douleurs reparurent, mais moins intenses et plus circonscrites. Au printemps elles augmentèrent comme de coutume ; mais le malade s'en consolait, en songeant qu'il trouverait encore un remède dans les eaux de Wisbad. Il se rendit donc à ces eaux, plein d'un espoir qui fut bien trompé ; loin d'en avoir retiré aucun avantage, il revint chez lui avec une aggravation de ses souffrances. Le printemps et l'été de 1803 présentèrent la même succession des mêmes maux ; l'hiver, qui amenait toujours quelque soulagement, laissa encore au malade quelque intervalle de calme. Au printemps de 1804, la névralgie faciale se réveilla de nouveau plus violente que jamais ; elle s'étendit à une plus grande surface, et s'accompagna de symptômes qu'elle n'avait pas encore présentés ; la douleur ne fut plus limitée à la joue et aux paupières, elle occupa tout le front et une partie du cuir chevelu. L'œil était violemment tourné en dehors, et il semblait au malade qu'on le saisit avec des tenailles et qu'on l'arrachât de l'orbite. Le côté gauche de la face, qui jusqu'alors n'avait présenté de symptômes d'aucune espèce, fut agité de mouvemens convulsifs, mais sans douleur; à cela se joignit un bourdonnement d'oreilles qui obscurcit l'audition. Les moindres circonstances, le contact le plus léger du nez, de l'oreille, du cou du côté affecté, l'odeur du vinaigre, de toutes les substances spiritueuses et volatiles; bien plus, la vapeur des alimens chauds, la moindre agitation de l'air, les vibrations qu'y détermine le son des instrumens de musique, suffisaient alors pour renouveler les douleurs, ou pour leur donner, si elles existaient, un surcroît de violence. Il en résultait que tantôt plusieurs jours s'écoulaient, pendant lesquels il n'y avait que de rares paroxismes, et que tantôt les accès se répétaient plus de cent fois dans la journée. Les jours où le mal était le plus supportable furent toujours ceux où le ciel était serein, et où un froid violent avait condensé l'atmosphère ; un temps chaud et humide était au contraire le plus fâcheux.

Au milieu des métamorphoses nombreuses que subit la maladie, un phénomène fut toujours constant et invariable : quand la douleur avait duré une demi-minute ou une minute entière, tout à coup quatre larmes coulaient sur la joue, une mucosité blanchâtre et visqueuse s'échappait des narines, et l'accès était fini. Si cet écoulement de larmes et de mucosité n'avait pas lieu, ce qui arriva quelquefois dans la période la plus violente de la maladie, les douleurs recommençaient avec une nouvelle intensité, et les accès se succédaient ainsi jusqu'à ce qu'arrivât enfin cet écoulement indispensable de larmes et de mucus.

Le malade observa depuis cette époque, que la nuit les douleurs revenaient dès qu'il était couché sur le côté, n'importe lequel; aussi s'étudia-t-il à dormir sur le dos, position dans laquelle les intervalles de calme duraient beaucoup plus long-temps; mais il eut à supporter bien des douleurs, et bien des précautions à prendre avant d'être accoutumé à cette position. Tous les moyens qui autrefois avaient diminué la douleur ou dissipé les accès, comme les frictions de la partie affectée, la pression exercée à l'endroit où le nerf sous-orbitaire sort de son canal osseux, une forte compression des dents des deux mâchoires du côté gauche, le mouvement du corps dans un air sec et froid, ne procuraient plus le moindre soulagement.

En proie à d'aussi cruelles souffrances, ce malheureux ne désirait rien tant que la mort. Tous les remèdes qu'avaient pu ordonner les médecins de l'endroit et les médecins étrangers, ceux qu'avaient suggérés le raisonnement ou imaginés l'empirisme, tous avaient été employés en vain. Il ne restait que le séton dont on n'eût pas encore fait l'essai; il fut proposé, accepté par le malade comme une ancre de salut, et appliqué à la nuque le 13 juin 1804. Il ne fut pas plus efficace que tout le reste. L'hiver suivant, la douleur diminua comme de coutume, mais elle reprit au printemps de 1805, augmentant toujours en étendue et en intensité. Le séton, qui avait fort inutilement fait souffrir le malade, fut retiré et l'ulcère guéri.

Depuis ce temps, que le malade appela une nouvelle époque de spasmes, jusqu'à la fin de juin, les douleurs s'accrurent à tel point, soit sous le rapport de la violence, soit sous celui du nombre des accès, qu'il eut à peine, dans cet intervalle de cinq mois, une heure de sommeil. Les nuits, qui lui apportaient autrefois quelque soulagement, étaient maintenant le temps des plus cruelles souffrances. La douleur avait gagné dans tous les sens; elle s'étendait au voile du palais et à la luette, et à la langue. Elle ne s'était pas moins propagée à l'extérieur; elle occupait l'angle de la mâchoire inférieure, la région de l'oreille et même les muscles du col et les tégumens au dessous du menton. Les plus fortes doses d'opium n'y apportaient pas le moindre soulagement. Le long abus de ce remède, la perte du sommeil, le défaut presque complet d'alimentation auquel le malade avait été réduit par les tourmens que lui faisait endurer la mastication, le délabrement de la constitution et la chute des forces; toutes ces circonstances, auxquelles on ne voyait pas de terme possible, faisaient prévoir que la mort viendrait bientôt enfin trancher une si déplorable existence.

La maigreur générale était considérable; mais

la maigreur du côté de la face, siége de la maladie, était particulièrement remarquable.

Dans cet état désespéré, où tous les remèdes imaginables avaient été essayés en vain, Leydig et un autre médecin conseillèrent la section du nerf sous-orbitaire. Ce conseil fut accueilli avec empressement par le malade. Après lui avoir parlé du succès que pouvait avoir cette opération, on ne lui laissa point ignorer que dans quelques cas, rares à la vérité, cette section, bien loin de faire cesser les douleurs, les avait, au contraire, augmentées. L'état insupportable dans lequel il se trouvait lui fit repousser toute objection; il demanda l'opération avec instance. Elle fut pratiquée par Leydig, le 22 juin, de la manière suivante.

Le malade fut assis, la tête appuyée contre la poitrine d'un aide placé debout derrière lui, et chargé de la maintenir immobile avec ses deux mains. L'opérateur était debout en face du malade et entre ses jambes. En explorant avec soin l'endroit où devait être faite l'incision, on reconnut fort distinctement, à cause de la maigreur du visage, la marge du canal sous-orbitaire. Toutefois, pour procéder avec plus de sûreté, on appliqua en cet endroit une bandelette d'emplâtre adhésif d'un demi-pouce pour marquer la longueur et la direction de l'incision. Cela fait, avec l'attention de ne point déranger par la tension les tégumens de leur situation naturelle, on enfonça un bistouri à lame droite, mince et étroite, vers l'extrémité externe du bord inférieur de l'emplâtre adhésif, à travers la peau et les chairs, jusqu'à l'os. Le pouce appuyé fortement sur l'os de la pommette retint la peau pour l'empêcher de suivre l'instrument et d'en changer la direction ; alors le bistouri, la pointe toujours appuyée contre l'os, fut conduit le long du bord inférieur de l'emplâtre agglutinatif, jusqu'à l'endroit marqué pour le terme de l'incision. L'artère sous-orbitaire, ouverte, donna beaucoup de sang, et en remplit la plaie, de manière qu'il était impossible d'en examiner le fond. Quoique la pointe du bistouri n'eût jamais abandonné l'os dans toute la longueur de l'incision, cependant, pour s'assurer encore mieux que toutes les parties molles y avaient été exactement coupées, le chirurgien introduisit dans la plaie une sonde cannelée, et se convainquit, en râclant l'os de sa pointe dans toute l'étendue de la division, qu'elle n'avait rien épargné; il explora même, pour dissiper jusqu'à l'ombre du doute, le fond de la plaie avec le doigt indicateur, et il reconnut que l'incision avait été faite si près de la marge du canal sous-orbitaire, qu'on sentait parfaitement l'orifice de ce canal, l'os dénudé en cet endroit de son périoste, et pas le moindre vestige du nerf qui passe par ce trou. Ne voulant pas laisser les lèvres de la plaie se réunir, on mit d'abord de la charpie dans le fond et même à l'orifice du canal sous-orbitaire, puis la plaie fut remplie de charpie, et le tout maintenu avec un emplâtre adhésif.

L'hémorrhagie s'arrêta alors complétement. Pendant qu'on lavait les environs de la plaie, des mouvemens convulsifs agitèrent les joues, les lèvres, le nez et les paupières; le moindre contact suffisait pour les provoquer, mais ils cessèrent en moins de deux minutes, et le malade fut alors mis au lit.

Deux heures après l'opération, Leydig revit le malade : celui-ci évitait avec soin le moindre mouvement, et écrivit, sur un petit billet, qu'il n'avait ressenti depuis l'opération aucun accès douloureux; que la lèvre supérieure était dans un état de torpeur et d'insensibilité, et qu'elle lui semblait avoir le volume du poing. La vérité est que cette lèvre n'était point plus gonflée, mais bien plus froide que les autres parties, et tirée vers le côté opposé.

A huit heures trois quarts, le malade s'endormit, mais il fut réveillé à neuf heures par le retour de sa douleur, dont deux accès se succédèrent en peu de temps. Au milieu de ces accès, la plaie fournit de nouveau du sang, dont une compression modérée suffit pour arrêter l'écoulement. Exempt alors de toute douleur, le malade s'était encore livré au sommeil; mais des mouvemens convulsifs, quoique non douloureux, de l'autre côté de la face, troublèrent son repos : il se rendormit vers le milieu de la nuit. Au bout de deux heures environ de sommeil, il fut réveillé par un nouvel accès : le reste de la nuit se passa entre le sommeil et la veille, et de rares accès de douleur.

Le 23 juin, à une heure après midi, le malade eut, en mangeant, deux accès, mais moins violens que les précédens : il ne souffrit plus jusqu'au soir, que la même cause réveilla quatre ou cinq fois la douleur.

Le 24 juin, le malade, plein de joie, rapporta qu'il avait passé la nuit tout entière sans douleur, ce qui ne lui était pas arrivé une seule fois dans tout le cours de sa maladie, et qu'il avait joui du sommeil le plus doux et le plus tranquille. Il parlait ce matin sans être interrompu, comme de coutume, par la douleur; il sentit seulement, en mangeant, quelques élancemens passagers dans les muscles de la face. La nuit du 24 au 25 juin ne fut pas moins bonne que la précédente. A la visite du matin, le malade était à déjeuner : il raconta qu'il avait éternué sans éprouver la moindre douleur, et qu'il pouvait maintenant remuer, secouer même le pied droit, ce qu'il n'aurait pu faire auparavant sans provoquer des accès. Le ventre était resserré : un lavement fut administré.

Le 26 juin, vers le milieu de la nuit, apparurent tous les symptômes qui annonçaient ordinairement les plus violens accès, mais tout disparut sans que le malade eût éprouvé de douleur. Vers une heure après minuit, retour des mêmes alarmes, qui se dissipent également sans accès; mais bientôt après, survient une grande douleur de tête, vers l'occiput, suivie, au bout d'un quart d'heure, d'un sommeil qui dura jusqu'à six heures. Le malade se trouva très bien à son réveil. Les 27, 28 et 29 juin furent également tranquilles et exempts de douleur ; le 30, tout était dissipé, jusqu'à ces élancemens passagers qui s'étaient fait sentir dans la région affectée de la face ; bien plus, cette exquise sensibilité, dont la dent canine supérieure et le voile du palais avaient été le siége, était si bien dissipée, que le malade avait pu, pour la première fois, depuis si long-temps, briser entre ses dents des corps solides, mâcher et avaler sans éprouver la moindre douleur.

Le 1er juillet, il se fit faire la barbe. Avant la section du nerf, cette opération était une des circonstances qui réveillaient le plus sûrement les douleurs, et elle ne se passait jamais sans avoir provoqué plusieurs violens accès. Pour cette fois, bien que le malade ne vît pas sans frayeur approcher le rasoir, il n'en éprouva nul effet. Ayant frappé par mégarde, en voulant se moucher, la plaie de la face, il sentit, au moment même, son ancienne douleur, mais elle fut peu violente, et se dissipa en un instant : il fut très bien aussitôt après.

Le premier appareil n'avait pas encore été levé le 2 juillet ; la charpie était assez imbibée de pus pour qu'on pût l'enlever sans causer d'autre douleur qu'un peu de démangeaison à l'aile droite du nez et à la lèvre du même côté. La plaie fut pansée de la même manière, jusqu'au 14 août, sans que le malade eût, dans cet intervalle, éprouvé de douleur. La cicatrisation fut alors complète : on n'avait

rien observé d'ailleurs de particulier et qui mérite
d'être rapporté. Une petite cicatrice, n'ayant rien
de difforme, était tout ce qu'on pouvait observer
de ce côté de la face; toute agitation convulsive
des paupières, de l'œil et des muscles de la face y
avait disparu; le côté droit du nez et de la lèvre
supérieure avait perdu sa sensibilité; le malade le
sentait plus froid et plus volumineux qu'avant la
section du nerf. Le côté gauche de la face n'avait
éprouvé aucun changement depuis l'opération; les
mouvemens convulsifs non douloureux y persistaient toujours.

Délivré de ses affreux tourmens, Kreuser jouissait maintenant de la santé, et pouvait reprendre
les fonctions de son état, les plaisirs et le soin de
sa famille; le retour de l'appétit ramena bientôt les
forces et l'embonpoint.

Un an et trois mois s'étaient écoulés depuis l'o-
pération, quand Leydig en écrivait l'histoire : la
douleur n'avait jamais reparu, quoique Kreuser
s'exposât aux causes, et remplît les fonctions qui
les provoquaient autrefois immanquablement : seulement, durant l'automne et le printemps, époques
ordinaires des plus violens accès, le côté droit de la
face était doué d'une plus vive sensibilité : quelquefois il y avait douleur de tête vers l'occiput,
mais rien de comparable, à beaucoup près, à la névralgie faciale. Les mouvemens convulsifs non
douloureux du côté gauche de la face, l'anaesthé-
sie de la lèvre supérieure et de l'aile du nez du côté

droit, persistaient toujours, de même que l'écoulement de mucosités blanchâtres par les narines. Kreuser conservait aussi l'habitude qu'il avait contractée de se pincer les lèvres avec le bout de la langue [1].

III. Les observations rapportées jusqu'ici donnent une idée des formes simples que peuvent présenter les névralgies des deux premières branches de la cinquième paire. Il est à peine nécessaire de rappeler que, dans la plupart des cas, ces formes se compliquent mutuellement et donnent lieu aux variétés sans nombre de la maladie. Les affections de la troisième branche, et surtout celles de son rameau le plus important, le mentonnier, sont moins rarement isolées. Nous rapporterons quelques cas de cette dernière, mais nous devons dire auparavant quelques mots des névralgies des différens rameaux qui forment la maxillaire inférieure, avant de pénétrer dans le canal osseux du même nom. Ceux de ces rameaux qui se distribuent aux muscles ptérygoïdiens masseters, etc. donnent lieu, quand ils sont le siége de la maladie, à des symptômes qui peuvent la faire prendre pour une affection de quelque partie du nerf facial. Voici un cas dans lequel c'était probablement le rameau lingual qui était affecté.

[1] P. J. Leydig : *Doloris faciei dissecto infra - orbitali nervo profligati historia.* Heidelberg (1808), in-4°, 36 pp.

OBSERVATION QUINZIÈME.

Névralgie du rameau lingual de la branche maxillaire inférieure.

Nous avons observé (dit Brewer) un cas de tic douloureux chez un vieillard de soixante-quinze ans, qui y est demeuré sujet jusqu'à sa mort, c'est-à-dire pendant sept à huit ans encore. La douleur chez lui avait constamment son siége sur le côté gauche de la langue, à la partie la plus large. Il y avait des temps où elle se faisait sentir très fréquemment, et où le moindre mouvement, soit pour mâcher les alimens, soit pour parler, la faisait reparaître en excitant chez lui, quoiqu'il fût d'un naturel extrêmement patient, des contorsions pénibles à voir, mais qui n'avaient aucune apparence de spasme, ainsi que le remarque Fothergill. Souvent ses repas étaient dérangés par la crainte de ramener les paroxismes, souvent la même crainte l'empêchait de parler. L'examen répété de la langue n'y fit jamais apercevoir ni gonflement, ni ulcération, ni aucun corps étranger, dont on avait été jusqu'à soupçonner la présence. Nous voulûmes lui donner de l'extrait de ciguë; mais, soit qu'il ne pût pas avaler les pilules, soit qu'il ne voulût pas s'astreindre à prendre aucun remède d'une manière suivie, il fut impossible d'en obtenir aucun effet. Cependant il parut quelquefois recevoir du soulagement de l'usage interne des fleurs de zinc et de leur application sur la langue; mais, quoiqu'il en convînt, on ne pouvait le déterminer à y avoir recours aussi souvent qu'il aurait été nécessaire ; il se faisait un devoir de la résignation ; il cherchait à cacher ses souffrances à ses alentours, et il paraissait regarder comme inutile de s'occuper de remède à un âge aussi avancé que le sien (*Biblioth. german.*, tom. V, pag. 55).

On lit dans le deuxième fascicule des *Memorabil. clinic.* de Reil, un cas qui paraît être assez analogue à celui-ci, bien que la douleur ne fût pas aussi nettement limitée ; nous y renvoyons le lecteur.

Nous négligeons les névralgies dentaires inférieures, proprement dites, et celles qui attaquent le tronc nerveux dans le trajet même du canal qu'il parcourt, pour arriver aux névralgies mentonnières, c'est-à-dire à celles qui l'atteignent à sa sortie par le trou de ce nom.

Plusieurs points de l'observation qui va suivre manquent de précision et seraient capables de jeter quelque incertitude sur le véritable siége de la maladie qui en fait le sujet, si d'autres renseignemens très positifs, qui s'y trouvent aussi, et l'opinion formelle de l'observateur, ne fournissaient, avec assez de sûreté, les moyens d'assigner, beaucoup mieux que ne le font les termes mêmes dont il s'est servi, la valeur relative des symptômes, et le caractère primitif ou secondaire de chacun d'eux.

OBSERVATION SEIZIÈME.

Maxillaire inférieur. Mentonnier.

Le sieur Lespart, bourgeois de Versailles, souffrait depuis quatorze à quinze ans les douleurs les plus cruelles d'un tic douloureux qui avait *son principal siége* à la mâchoire inférieure du côté gauche, ou plutôt *dans une branche de nerf de la cinquième paire appelée maxillaire inférieure, qui sort du canal de la mâchoire par le trou mentonnier.* Ces maux ne laissaient au malade aucun relâche; jour et nuit il courait comme un insensé et un furieux; il ne pouvait mâcher, et dans le temps de la déglutition il faisait les grimaces les plus horribles; enfin son tic le fatiguait au point, par ses fréquences, qu'il était obligé d'avoir continuellement le menton appuyé sur un point solide; il ne pouvait presque pas parler, il était aussi dans l'impossibilité de vaquer aux affaires indispensables d'un négoce étendu. Son tic s'annonçait par des cris plaintifs, il finissait par des accens gradués, entrecoupés, et une respiration précipitée par le nez, et était accompagné d'une extension générale et d'une distorsion continuelle du nez, des lèvres, de la bouche et de tout le visage, et des douleurs si grandes et si vives qu'il disait toujours qu'on lui arrachait avec violence les tempes et le pariétal du côté malade. Il avait pendant tout ce temps fait beaucoup de consultations et de remèdes, et il n'y eut guère de charlatans qui n'eussent essayé de lui en donner. Mareschal fut le premier qui connut la nature de la maladie, et son opinion fut que le véritable moyen de la guérir était de pratiquer la section du nerf mentonnier à l'endroit même où il sort par le trou de ce nom.

L'opération, pratiquée par l'intérieur de la bouche, n'atteignit probablement pas le nerf qu'il fallait couper; les symptômes restèrent les mêmes jusqu'au dix-septième jour, qu'il survint une hémorrhagie extrêmement violente, accompagnée d'un soulagement d'environ deux mois, pendant lesquels il n'y eut que quelques accès passagers de tic douloureux.

Après ce temps, le mal reprit de nouveaux accroissemens, et le malade retomba dans des douleurs encore plus aiguës que par le passé. André, de Versailles, consulté à cette époque, eut recours à la cautérisation, qui lui avait réussi plusieurs fois. « Le caustique ayant pénétré jusqu'à l'os, dit-il, et mis à nu le trou mentonnier, j'aperçus distinctement le paquet des vaisseaux, le nerf, l'artère et la veine confondus avec les fragmens de l'escarre; je les pinçai et secouai légèrement, à l'instant le tic reparut. » Assuré d'avoir ainsi pénétré jusqu'à la source du mal, André crut devoir pratiquer encore plusieurs cautérisations successives, dont nous aurons occasion de parler dans un autre endroit, et le malade fut guéri, après avoir, il est vrai, supporté quelques opérations inutiles outre une opération nécessaire, et pour laquelle on ne saurait donner trop d'éloges à celui qui la pratiqua le premier.

OBSERVATION DIX-SEPTIÈME.

Maxillaire inférieur. Mentonnier.

Le sieur ***, procureur fiscal de Château-Thierry, âgé de plus de soixante-quinze ans, était, dit encore André, dans le même état dont je venais de tirer le sieur Lespart; la conformité de leurs maladies les avait liés de l'amitié la plus étroite, ils se rendaient un compte mutuel des moyens qu'ils mettaient en pratique pour se soulager. En conséquence le sieur *** partit sur-le-champ de son pays et vint à Versailles chercher le même avantage que je venais de procurer à son ami.

Son aspect m'effraya, je balançai long-temps si je renverrais ce malade ou non, sans faire aucune tentative; effectivement, outre la maladie pour laquelle il était venu, il était vieux et usé, il avait le visage livide et décharné, il crachait sans relâche du pus verdâtre et en grande abondance; de plus, il portait depuis long-temps une fistule complète à l'anus, il avait essuyé l'opération; enfin il avait inutilement essayé de tout ce que l'art a de plus connu et de plus efficace dans l'une et l'autre médecine.

Les instances réitérées de ce pauvre vieillard, son triste état, ses tourmens continuels l'emportèrent sur mes répugnances, et me determinèrent à mettre en œuvre les moyens qui m'avaient déjà réussi.

Les douleurs convulsives étaient dans le nerf maxillaire du côté droit. Je lui fis la même opération que je fixai sur le trou mentonnier; je continuai l'application des caustiques jusqu'à ce qu'il fût découvert et que toutes les adhérences du nerf maxillaire inférieur fussent détruites; alors tous les accidens de son tic douloureux cessèrent.

Une fluxion de poitrine qui survint au malade et qui faillit l'emporter, le préserva des cautérisations ultérieures que voulait encore pratiquer le chirurgien. Il partit dès qu'il fut en convalescence. Il n'a jamais ressenti la moindre atteinte de son tic douleureux, quoiqu'il ait survécu plusieurs années à cette opération.

Nous terminerons tout ce que nous avions à dire sur les névralgies de la cinquième paire en particulier, par la relation du fait suivant que l'on doit à Marc-Aurèle Severino.

OBSERVATION DIX-HUITIÈME.

Névralgie du Mentonnier.

« Antonius a Cavio provinciæ romanæ oppido, sacerdos sodalis Franciscanus ex his, quos conventuales appellant; homo vigesimum quintum, aut circiter, annum natus; pusillo corpore, habitu gracili, dejecto plane colore, crasi omnino biliosa et non nihil exusta; id sibi molestiarum et morbi, decem jam annos, questus est incurrisse. Ad medium inferioris maxillæ locum, qua cum labro, item inferiore mediis membranis connectitur, nullo unquam apparente tumore, vel alieno colore, prurigo insultat in dies, sæpe sic gravis et effera, ut necessum sibi sit, ut dolor ejusmodi prehendat, nunc dextera, nunc lœva manu, partitis scilicet quasi vicibus laboris, locum, quà mentum incohat, vehementissime quatere, pressumque huc illuc varie deducere; quo facto in horas particulæ defricatu sic posse quiescere ut furiente illo dolore non deprimatur, atque dispereat! quamquam qualis illa quies, aut qualis illa levatio sit, cui supersit amaritudo incomparabiliter potior! cui malo nullæ pares corporis aut inanitiones, aut expurgationes, aut assæ sudationes : ut neque diversoria remedia, fonticuli, externa epithemata, intinctus medicamentorum acerrimi, et quæ denique non medelæ! adde neque diruptus, concisusque, particulæ, quæ perpetuo, credo, lancinatu callum obduxerat. Quid plura? Sed neque vis ignis ex ferro diaphano, et scintillante, vitii virus excoquere, quid dicam autem extirpare valens fuit : adeo scilicet atrox fomes altis nixus radicibus intime se reduxerat.

« ..... Vivit adhuc vitæ pertæsus homo, vigiliis nocturnis, molestiisque diurnis, quassus, actusque, sic, ut aridus, et squalens toto corpore, futurum sit aliquando, ut doloribus , salis in modum, quod Plautus ait, liquescat. Res nota nullis non Cœnobii fratribus, medicisque neopolitanis, quos homo miserabilis singulos consuluit, patavinis et venetis, et romanis etiam exacto tempore immedicabilis.

« I nunc et assere, malum exile loco perexiguo circumscriptum, externum, et quasi hilum in se coactum, multis et magnis medicamentis omnis generis, et exquisitis cessurum !! etc. (*M.-Aur. Severini*, *de Recond. absc. nat.*, pag. 236, édit. 1724 , in-4.)

IV. Nous devrions placer ici peut-être quelques remarques générales sur les névralgies de la cinquième paire, considérées dans l'ensemble de toutes les variétés qu'elles peuvent offrir ; nous trouvons plus commode néanmoins de renvoyer aux considérations générales sur les névralgies de la face ce que nous avons à dire de celles-ci ; car nous tenons à ne pas interrompre par de longues réflexions la série des faits qui doivent trouver place dans ce travail. Aussi allons-nous passer immédiatement à l'histoire des névralgies de la portion dure de la septième paire.

Névralgies du Nerf facial.

Rien n'est plus faux que l'opinion long-temps, généralement admise, et consignée encore aujourd'hui dans des ouvrages estimés, que le nerf facial est le siége ordinaire du tic douloureux. Ceux mêmes d'entre les praticiens qui ont déjà relevé en partie cette erreur, comme MM. Boyer et Delpech, en sont restés encore entachés, car assurément la névralgie du facial n'est pas aussi fréquente qu'ils le disent. Ce n'est pas que nous prétendions donner notre assentiment à l'assertion de Georget, qui déclare que jamais cette névralgie n'a été observée. Non, cette assertion est fausse, et on va le voir à l'instant; mais c'est certainement une affection fort rare que la névralgie *simple* et *primitive* de la portion dure de la septième paire de nerfs. Ce n'est pas sans peine que, entre plusieurs centaines d'observations détaillées de névralgies de la face que nous avons rassemblées de toutes parts, nous en avons trouvé quatre ou cinq de l'espèce de celles dont nous nous occupons maintenant; et encore sont-elles bien loin d'offrir les conditions que l'on y désirerait, et qui seraient indispensables pour qu'on pût prendre sur elles une idée nette et complète de la maladie.

A défaut de faits plus précis, nous indiquerons d'abord sommairement les premiers de ceux qui vont suivre, dont les détails portent sur d'autres points que ceux que nous avons à faire connaître ici, et nous placerons à la suite les observations les plus concluantes qui nous soient connues.

OBSERVATION DIX-NEUVIÈME.

Névralgie du Nerf facial.

Une dame de trente-sept ans, d'une constitution faible et très nerveuse, après deux années d'une santé languissante, éprouva, au commencement de 1821, des douleurs vagues, tantôt au ventre, tantôt à la poitrine ; l'appétit diminua ; elle perdit le sommeil et tomba dans l'amaigrissement. Vers le milieu de cette même année, elle ressentit, par accès irréguliers et éloignés, des douleurs vives dans les mâchoires, que l'on attribua à des maux de dents. Bientôt ces douleurs se concentrèrent sur le nerf facial du côté droit ; elles reparurent tous les jours à des heures indéterminées, et finirent ensuite par revenir à peu près à une heure fixe. Elles commençaient de six à huit heures du soir, et se prolongeaient jusqu'à deux ou trois heures du matin. Ces douleurs étaient déchirantes : elles ne tardèrent pas à porter leurs effets sur les voies digestives, et donnèrent lieu à des vomissemens violens. La malade en vint au point de ne pouvoir plus rien supporter dans l'estomac, même entre les accès.

« Cet état des organes digestifs (dit l'observateur) n'était que sympathique ; car le point de départ des douleurs était bien au nerf facial. La sensation douloureuse commençait à la sortie de ce nerf par le trou stylo-mastoïdien, et se prolongeait à la région temporale, à la joue, aux lèvres et à la

partie supérieure du cou : la bouche était un peu
tournée du côté malade. » Après avoir tenté inutilement un grand nombre de moyens contre cette
névralgie, on mit en usage le sulfate de quinine,
et en peu de temps la malade fut guérie (1).

Nous ne donnons les observations qui vont
suivre que comme des exemples probables de névralgie du nerf facial.

OBSERVATION VINGTIÈME.

Une dame de trente-huit ans, après de grandes
agitations morales, ressentit de temps à autre une
douleur ressemblant à une espèce de commotion
électrique, dans tout le côté gauche du corps, et
plus particulièrement à la partie de la face où se
trouve située la pate d'oie. La belladone et le muriate sur-oxigéné de potasse se montrèrent les
moyens les plus efficaces contre cette affection (2).

Brasdor avait communiqué le fait suivant à
MM. Brewer et Delaroche.

---

¹ F. Ribes, *Observation de Névralgie du Nerf facial*, etc.,
dans le journal de physiologie de Magendie. T. II, p. 219.

² Biblioth. Méd. T. 49, p. 110.

OBSERVATION VINGT-UNIÈME.

Le 16 avril 1788, le nommé Charles Lemonnier, âgé de trente ans, fut admis à l'hospice de l'École de chirurgie, dont le citoyen Pelletan était alors chirurgien en chef. Cet homme était tourmenté d'un mouvement convulsif presque continuel du muscle auriculaire antérieur du côté droit, et d'une douleur vive qui paraissait se propager suivant les principales distributions de la portion dure du nerf auditif. On attribuait sa maladie à la lésion d'un des principeaux rameaux de cette portion dure, occasionée par une saignée faite un an auparavant à l'artère temporale, pour le délivrer de violens maux de tête. Le citoyen Pelletan cautérisa profondément les parties situées vis-à-vis le cartilage de l'oreille, à l'endroit où l'on avait pratiqué la saignée. Les mouvemens convulsifs cessèrent par la destruction du muscle auriculaire antérieur, mais la douleur continua. Pour la calmer on fit prendre au malade de l'huile animale de Dippel, que l'on porta jusqu'à la dose de vingt-cinq gouttes, mais sans en obtenir aucun effet, et, le 10 juillet de la même année, le malade, toujours souffrant, sortit de l'hospice. (*Bibliothèque germanique*, tom. V, pag. 38.)

L'observation suivante est plus positive : aussi la donnerons-nous avec ses détails. Nous y sommes d'ailleurs engagés par l'interêt qu'elle présente sous d'autres rapports.

OBSERVATION VINGT - DEUXIÈME.

Névralgie du Nerf facial.

M. de L***, capitaine au régiment, âgé pour lors d'une trentaine d'années, vif, vigoureux et replet, d'une humeur enjouée, d'une santé habituellement bonne, était malade depuis plus de dix-huit mois, quand j'eus occasion de le voir. J'examinai attentivement son état; extrêmement défait, dans le dernier degré d'amaigrissement, à peine pouvait-il se tenir debout. Une toux sèche et continuelle le tourmentait beaucoup; il avait de temps en temps des tiraillemens si douloureux et si violens à toute la partie gauche de la tête, que l'œil et la bouche de ce côté entraient pour lors dans une contraction spasmodique effroyable au premier aspect. Ces tiraillemens partaient de l'occiput, un peu au dessus de la nuque, entre elle et l'apophyse mastoïde. Ce point douloureux avait présenté, dans le premier temps de la maladie, un gonflement pâteux très léger, qui avait bientôt entièrement disparu. Il était si sensible que l'on causait au malade les douleurs les plus cruelles pour peu qu'on y touchât, et soudain la crise se renouvelait. Ces instans une fois passés, il ne souffrait point de la tête, mais son état était d'autant plus fâcheux que le moindre mouvement du cou ou des mâchoires, un léger frottement, une attitude gênante, un bruit inattendu, une chose quelconque qui l'affectât, suffisaient le plus souvent pour rappeler les paroxismes. Leur durée était inégale (au plus quatre à cinq minutes) et assez ordinairement en raison de la cause qui les avait produits ; ceux qui survenaient spontanément, c'est-à-dire sans être déterminés par un agent extérieur, étaient généralement plus longs et plus violens ; chaque accès commençait par un point de douleur plus ou moins aigu, vers l'occiput, à l'endroit ci-dessus désigné, et ce point dolorifique était constamment le même, d'où, comme de leur foyer, de leur centre commun, s'élançaient avec rapidité des rayons douloureux vers la bouche, l'œil et la joue gauche, et, presque en même temps survenaient des convulsions aux muscles de ces parties. On avait, dès le commencement de la maladie, appliqué sur cet endroit des vésicatoires, plus bas un séton qui existait encore, ce qui avait d'abord procuré de légers soulagemens ; mais bientôt les accidens avaient repris une nouvelle intensité. La peau était sèche et brûlante, presque point de sommeil, sans cependant que les douleurs de tête se renouvelassent plus souvent la nuit, et le peu qu'il y en avait était à chaque instant interrompu par des crampes douloureuses.

Cette maladie, qui, comme il a été dit, durait depuis plus de dix-huit mois, avait commencé par de violentes douleurs de tête, qui revenaient par intervalles très rapprochés; celles-ci cédèrent, et la poitrine fut affectée. Les forces cependant diminuaient sensiblement; l'estomac faisait mal ses fonctions; l'appétit n'était plus le même; une sombre tristesse s'emparait du malade. A six mois de là environ, en allant se coucher, il sentit subitement, à l'endroit qui depuis est devenu le point central du tic, une douleur poignante des plus aiguës, qui, d'abord, reparut une ou deux fois par jour, puis plus souvent, augmentant graduellement d'intensité, ensuite accompagnée de mouvemens convulsifs plus ou moins violens. Elle parvint enfin par accroissemens insensibles et journaliers au point où je la voyais. L'état inquiétant de la poitrine, l'insomnie, la susceptibilité nerveuse, s'étaient successivement développés. L'exténuation surtout était portée à un point singulier, parce que M. de L*** n'osait prendre des alimens solides, craignant avec raison que la mastication ne procurât quelques accès douloureux. Exactement informé de tout ce qu'on avait inutilement mis en usage (et que n'avait-on pas fait? les bains, le lait, l'opium, l'éther pris intérieurement, furent, entre autres, les principaux moyens sur lesquels on avait insisté), je crus devoir attribuer cette série d'accidens au virus vénérien. Le malade, à différentes reprises, avait eu des symptômes véroliques bien caractérisés, pour lesquels il n'avait jamais voulu se soumettre à des traitemens méthodiques ; entre autres des gonorrhées qu'il avait lestement répercutées. D'ailleurs, tous les moyens employés jusqu'alors par des médecins éclairés se trouvèrent infructueux, et les mercuriels n'avaient jamais été donnés. Je me crus suffisamment fondé à proposer la friction. Le malade adopta mon avis et se rendit à la garnison.

A peine y fut-il arrivé que je le mis à un régime humectant et adoucissant. Peu de jours après, je supprimai le séton, et nous commençâmes les bains ; mais, à mon grand regret, la préparation fut courte. La toux devint plus opiniâtre, les insomnies plus fréquentes, aussi bien que les accès douloureux de la tête; tous les symptômes s'aggravèrent, et je me vis obligé de hâter l'application du mercure pour brider la fougue du virus, dont je craignais de ne pouvoir plus me rendre maître, pour peu que j'attendisse encore. Je continuai le traitement, de façon que mon malade se baignait le matin et se frottait le soir ; ce cas-ci me parut un de ceux où cette méthode devait avoir le plus grand succès.

Aux premières frictions, qui se faisaient de deux jours l'un, nous employâmes demi-gros d'onguent mercuriel à parties égales; la quatrième fut portée à un gros ; et, dès la septième, les accidens commencèrent à diminuer. Assuré pour lors de la bonté de mon diagnostic, le malade continua les remèdes avec une entière confiance, et je ne doutai plus de sa guérison. De jour en jour, par gradations insensibles, le sommeil revenait, la toux était moins fatigante, les accès du tic perdaient en même temps de leur fréquence et de leur intensité. M. de L*** renaissait pour ainsi dire, retournait à la vie, et goûtait de nouveau le plaisir d'exister, qui, depuis quelque temps, était changé pour lui en un tourment presque continuel. Une boisson délayante et abondante, du lait au sortir du bain et le soir en se mettant au lit, une purée à midi, composaient son régime. A la douzième friction nous augmentâmes d'un demi-gros la dose de pommade mercurielle. A la dix-neuvième, les accidens disparurent en entier ; le malade reprenait de la force ; son teint s'améliorait ; l'appétit se faisait sentir, et les digestions étaient bonnes ; aussi lui permis-je davantage d'alimens. Après le bain, une soupe au lait, une semblable le soir, un potage gras pour dîner, avec des œufs frais ou du poisson choisi, quelques pommes cuites, quelque peu de confitures. Quoiqu'il n'existât plus le moindre signe de maladie, quoique tout annonçât une convalescence décidée, je ne crus cependant pas pour cela devoir cesser de donner du mercure ; j'en portai dès ce moment la dose à deux gros.

Mon malade prit cinquante-cinq bains, et employa, en vingt-cinq frictions environ, trente-quatre gros d'onguent à parties égales, dont il faut cependant défalquer, par approximation, ce que devait faire perdre l'abstersion journalière des bains, espèce d'infidélité d'une estimation et d'une évaluation assez difficile. Dans le courant du traitement, qui a duré près de deux mois et demi, nul accident remarquable n'est survenu ; quelquefois nous avons pu prendre les frictions pendant plusieurs jours de suite ; d'autres fois un léger commencement de ptyalisme nous les a fait suspendre ; ce qui n'empêchait jamais de prendre exactement un bain chaque jour. Dans les derniers temps on avait soin de tenir l'eau au dessous du degré de chaleur de la peau, et d'y rester une bonne heure ; ce qu'il eût été impossible de faire plus tôt. La convalescence a été des plus heureuses ; j'ai évacué à plusieurs reprises avec de doux minoratifs ; j'ai conseillé un régime restaurant ; et, depuis plus de neuf ans, M. de L*** jouit de la meilleure santé et d'un embonpoint qui l'annonce [1].

Nous noterons, en terminant le récit de ce fait, outre la direction des élancemens douloureux, qui ne peut convenir qu'aux ramifications du nerf facial, et le point de départ des souffrances qui se rapproche plus, indubitablement, de ce nerf que de tout autre, nous noterons, disons-nous, ces agitations convulsives de la face, qui s'expliqueraient si naturellement si l'on tombait d'accord avec Charles Bell sur la nature des fonctions qui sont

[1] Waton, *Journ. de Méd. et de Chir.* Mars 1793. T. 93, p. 233.

attribuées au nerf facial par l'ingénieux physiologiste anglais ; et, à cette occasion, nous ne pouvons nous empêcher de faire remarquer le rapport assez singulier qu'il y a entre la rareté des mouvemens convulsifs de la face dans les névralgies de cette partie, et la rareté de l'affection spéciale du nerf facial dans la même maladie (quoique les convulsions ne soient certainement pas un attribut exclusif de ces dernières névralgies). Cette remarque s'applique, comme on va le voir, à l'observation suivante.

OBSERVATION VINGT-TROISIÈME.

Névralgie du Nerf facial.

La femme de Jean Brechtel, vigneron de Colmar, âgée de quarante-deux ans, d'une constitution sèche, d'un tempérament bilieux, est accouchée il y a dix-huit mois. Elle a nourri son enfant pendant un an ; depuis trois mois ses règles ont repris leur cours ordinaire. Un mois avant de sevrer son enfant, elle a pris des douleurs comme rhumatismales, qui se sont fixées d'abord sur la clavicule gauche, et transportées ensuite sur la clavicule droite. Elles s'étaient toujours bornées à ces deux régions sans s'étendre plus loin. Ayant souffert ainsi pendant un mois, cette femme a pris le parti de sevrer son enfant. Elle attribuait son état de souffrance à un allaitement trop prolongé, et espérait qu'en sevrant elle éprouverait du soulagement; mais, malgré cette mesure, les douleurs ont continué comme du passé, jusqu'il y a environ quatre semaines (mois de mars 1814), qu'elles ont quitté leur premier siége pour se porter à la tête. Voici ce que la femme Brechtel éprouvait : Les douleurs venaient par accès périodiques irréguliers; les attaques étaient subites comme un coup électrique, et elles cessaient de la même manière; dans l'intervalle des accès elle était parfaitement libre. Les douleurs étaient lancinantes, déchirantes, pulsatives, presque insoutenables ; elles commençaient dans la première vertèbre cervicale, passaient par-dessus l'occiput et le vertex, se portaient sur l'os frontal, sur le nez, sur l'œil, la tempe, et sur toute la partie gauche de la tête et de la face, de manière que les douleurs occupaient entièrement la moitié gauche de la tête, et que tout le côté droit demeurait libre et indolent. Pendant l'accès, qui durait une heure et quelquefois plus, la malade éprouvait des trémoussemens dans les parties musculaires affectées; l'œil devenait rouge et larmoyant. Le matin, les douleurs étaient plus supportables, mais elles devenaient de plus en plus fortes vers le soir. Pendant la nuit, elles avaient le plus d'intensité, contre l'ordinaire de ce qui arrive dans le tic douloureux; les accès étaient alors si violens et si rapprochés que cette malheureuse femme, en proie aux plus vives souffrances, ne pouvait reposer un instant. La périodicité, la vivacité excessive, insoutenable des douleurs, l'invasion et la cessation subite des accès, le trémoussement dans les fibres musculaires des parties occupées par la douleur, me démontraient évidemment que cette affection était une véritable névralgie, qu'on appellera, si l'on veut, rhumatismale, d'autant plus que cette femme attribuait son mal à de fréquentes suppressions de transpiration, occasionées par refroidissement. Quoi qu'il en soit, des sangsues, des vésicatoires avaient été appliqués ; on avait entretenu la suppuration de ces derniers pendant quelques temps, le tout sans succès. Ayant été consulté, le 16 mars 1815, je prescrivis les pilules d'extrait de jusquiame noire, de racine de valériane sauvage et d'oxide de zinc sublimé, avec l'infusion de feuilles d'oranger et de fleurs de tilleul, à prendre immédiatement par-dessus ces pilules, le matin et le soir, en augmentant progressivement ces dernières, selon l'usage accoutumé. La malade ne put aller que jusqu'à dix pilules pour chaque dose, nombre auquel elle s'est arrêtée. Dans la première huitaine de l'usage de ces remèdes, elle éprouva déjà un grand soulagement ; les accès diminuèrent beaucoup en nombre et en intensité : au bout de trois semaines ils eurent entièrement disparu. La malade continua encore pendant quatre semaines ses remèdes pour consolider sa guérison, qui ne se démentit plus [1].

---

[1] Meglin, *Rech. et Obs. sur la Névralgie faciale.* Strasbourg, 1816 ; in-8°.

La névralgie dont nous allons emprunter l'histoire à Weisse, semble débuter comme une névralgie maxillaire ; mais bientôt la douleur remonte du rameau où elle avait pris naissance vers le tronc d'où émane ce dernier, et alors les élancemens que la malade éprouve jusque dans la profondeur de l'oreille interne, font mettre en doute le véritable siége du mal. Ce pouvait être en effet ou un tic facial proprement dit, ou une névralgie du nerf maxillaire inférieur, s'étendant à son rameau temporal, et par là jusqu'au rameau tympanique. Quoi qu'il en soit, le fait mérite dans tous les cas d'être connu et examiné, et nous le rapportons tout entier.

OBSERVATION VINGT-QUATRIÈME.

« Puella quædam, annos viginti nata, nullo morbo, nisi rheumatica biliosa febre laboraverat ; a qua tamen ad pristinam sanitatem restituta fuerat, ita, ut nullum quidem pristini morbi vestigium superesset. Mensium fluxus semper regularis fuerat ; atque in hoc quoque morbo rite fluebant menses. Mense autem octobri anni 1795, conquerebatur de dolore maxillam inferiorem lateris dextri occupante. Hic dolor mox quasi dilacerans erat, mox tendens, mox pungens, adeo ut ægrota sensum illum, quem percipiebat, non satis perspicue verbis exprimere posset. Dolor vero singulis diebus aliquoties revertebatur, maxime post meridiem atque multam molestiam quotidie fere auctam fœminæ afferebat. Simul ac illa aliquid cibi sumeret, dolore suo vexabatur, isque impetum suum, et quidem majori cum vi, etiam tunc redintegrabat, quando ægra in aere libero versabatur, atque in hypocaustum calidum intrabat. Ante doloris impetum latus affectum frigescebat, ac musculi illius loci intumescebant : pulsus erat aliquantum irritatus cœterum naturalis. Quibus prægressis, dolor irruebat, atque per quadrantem vel etiam dimidium horæ, atque interdum etiam diutius, durabat. Eorum tamen symptomatum neque duratio, neque tempus, quo redirent, prædici poterat. Vesperi, cum lectum peteret ægrota, dolor apparebat, eratque longe gravior, quam interdiu : dein vero, id quod miseræ magno solatio erat, post quietum situm horæ unius et dimidiæ, dolor subito evanescere solebat, quo facto somnus plerumque insequebatur. Ab omni calido cibo potuque abstinere debebat, quippe qui dolorem excitabant. Talis erat puellæ status, quum se mihi committeret. Quæ cum dentibus cariosis laboraret, atque jam antea doloribus dentium vexata fuisset, et neque in facie, neque in ore aliquid haberet, quod pro causa mali haberi posset ; initio dentes cariosos pro causa doloris habendos esse existimabam. Sed paulo post me in errore fuisse videbam : ægrota enim cibos frigidos in latere affecto non minus, quam in sano, manducare poterat, sine omni doloris dentium sensu. Ipsa quoque di-

cebat, dolorem non in dentibus, sed potius in car-
nosa faciei parte sedem suam habere. Dolor erat
fixus, atque in parvo locò, et quidem in medio
dextræ maxillæ inferioris residebat. Quum locus
affectus externe premeretur, dolor, tam in pa-
roxismo angebatur, quam extra illum redibat :
hoc phænomenon in doloribus aliarum partium non
animadverteram. In latere maxillæ exteriori nil
aderat, quod causam doloris indicaret. Nulla ru-
bedo, nulla durities externe conspicua erat, sed
levis solummodo tumor, qui paulo ante paroxis-
mum apparebat et cum illo disparebat. Hujus
morbi indolem probabiliter rheumaticam esse mihi
persuadebam, quia ægrota in cubiculo humido ha-
bitabat eamque ob causam remedia, quæ in ejus
modi morbis dare solent, adhibebam, additis tamen medicamentis evacuantibus, propter sordes
n primis viis hærentes. Purgatis vero primis viis
sequentem formulam præscribebam.

℞. Tart. vitriol. drachm. duas,
Pulv. gumm. guai. drachm. unam,
Antim. crud.
Extr. aconit. ana. scrup. unum,
Sacch. alb. drachm. unam.
M. F. pulv. D. S. capiat mane et vesperi
cochlear. parvum.

Simul præscribebam decoctum ex ligno guaiaci,
juniperi, stipitibus dulcamaræ et herba millefolii.

Externe linimentum volatile cum oleo succini infricari jubebam, atque aegrae convenientem vitae victusque rationem commendabam. Initio dolor aliquantum minuebatur, sed deinde dolor gravior evadebat, atque res aegrae in pejus ruebant. Antea raro ante meridiem doloris impetum experiebatur aegrota, nunc etiam ante meridiem atque noctu per tres quatuor ve horas illum percipiebat. Jam quoque dolor non amplius in uno loco residebat, sed vagus modo maxillam superiorem et tempora, modo magis aurem internam occupabat. Ante impetum saepe, maxime vesperi, non tamen semper, frigus aderat illudque insequebatur calor. Nunc frictiones tentabam, sed frustra. Intra triduum tria vesicatoria pone aurem adplicari jubebam ; sed nullum levamen insequebatur. Durum illum malum jam duodecim per hebdomadas saevierat, atque miseram vehementissimum in modum vexaverat. Aderat magna corporis debilitas et macies, quia dimidium noctis vigilando peragebat aegrota, ciborum appetentia prorsus nulla, atque dum cibos caperet foemina, redibant increscebantque dolores, quod antea factum non erat. Notatu dignum et hoc est. In principio morbi aegra cibis frigidis vesci potuerat, nullum doloris impetum sentiens : in praesenti vero ab omnibus frigidis abstinere illam oportebat, quippe quae acerbissimis doloribus illam adficiebant. Calidi cibi potusque minus incommodi afferebant, nec tamen raro et hos dolor insequebatur. Pedes semper fri-

gidos habebat, quum antea semper, maxime æstatis
tempore, sudarent : hinc sæpe pediluvia commendabam ad sudorem reducendum. Quo facto dolor
aliquantum imminuebatur, mox vero pristina
vehementia redibat, atque pediluviorum usum
frustraneum esse demonstrabat. Nunc *unguentum*
Homii adhibebam, illudque sequenti formula præscribebam.

℞. Camph. scrup. unum,
   Solve in
   Ol. terebinth. drachm. duab.,
   Adde
   Sal. C. C. vol. gran. quindecim,
   Sem. cumin. drachm. duas,
   Ungu. nervin. unc. semis.
   M. F. unguentum parti adfectæ adpli-
     candum.

Hoc unguentum licet ingratum agrotæ esset, tamen illud illiniebat, ut dolore liberaretur. Simul
quoque commemorata remedia interna continua-
bam, atque vehementer gaudebam, quum vide-
rem dolorem decrescere, et paulo post ex toto
evanescere. Lætans hoc malum horribile subla-
tum esse, mulierculæ suadebam, ut hoc unguento
per aliquot tempus adhuc uteretur, id quod etiam
lubenter fecit.

Sed, proh dolor! malum post octodecim dies
denuo redibat, locumque priori oppositum occu-

pabat. Ad illum usque diem ægra domi et in cubiculo manserat, nec quidquam commiserat, quod pro caussa reditus doloris haberi potuisset. Primum nempe dolor sinistri lateris maxillam superiorem occupabat, deinde totum dimidium capitis. Hic postquam per dimidium horæ adfuerat, subito ad dextrum latus maxillæ inferioris descendebat; tunc autem dextram internam aurem petebat, ibique cruciatus per dies noctesque excitabat. Vesperi forti frigore corripiebatur ægrota. Extremæ corporis partes semper glaciei instar gelidæ erant. Per totam noctem somnum capere nequibat. Anxietate doloreque discruciata stragula de pectore removebat, et in lectulo devolvebatur, et pulvinaria mordebat, donec dolore stupefacta ac delassata sopore corriperetur : dolor enim circa finem paroxismi totum caput occupabat, maxime vero, ut jam dixi, aurem dextram interiorem. Hoc modo dolor singulis diebus, maxime vero noctu, sæviebat, ægrotaque per sex fere menses vitam suam miserrime ducebat.

Nunc omnia a celeberrimis medicis in ejusmodi dolore commendata remedia adhibebam ; sed et horum medicamentorum vim dolor cludebat. Ægra ut noctu non nihil quietis haberet, etiam opiata largis dosibus capiebat, sed frustra. Malum in pejus ruebat, opiumque vehementissimi dolores insequebantur. Nec cicuta, quam magna dosi dederam salutarem effectum habebat. Tandem in mentem mihi veniebat, illustrissimum Starkium,

præceptorem summe colendum , in collegio prac-
tico , unguentum neapolitanum tanquam unicum in
prosopalgia remedium , commendasse. Sine morâ
hunc meum præceptorem adibam , qui meum con-
silium adprobabat. Nunc hoc unguentum magni-
tudine pisi , singulis diebus mane ac vesperi am-
babus maxillis infricari jubebam. Post tertiam adplicationem dolor lateris sinistri cessabat : in dextro
subsistebat quidem, sed parvus erat. Post sextam
adplicationem dolor qui tam diu, tamque crudeliter
sævierat , ex toto evanescebat. Non insequebatur
salivatio, licet muliercula infricationes adhuc aliquoties repeteret ; dentes modo aliquantum ex suis
alveolis eminebant. Interne decoctum supra indi-
catum continuabat , atque etiam tincturam guaiaci
volatilem sumebat. Præter hæc , victum convenientem ac nutrientem commendabam , additis
tandem medicamentis roborantibus. Hac ratione
medendi ægra omni dolore liberabatur, ejus corpus
reficiebatur, et ad pristinum robur revertebatur,
ita ut ad hunc usque diem optima sanitate fruatur.

Les faits qu'on vient de lire doivent suffire pour
démontrer que si la névralgie faciale , proprement
dite, est une affection rare , elle n'est du moins pas
sans exemple. Trois cas publiés, l'un par Hartmann
(*Diss. in. med. sistens obs. quasd. de prosop.* Tu-
bingue, 1811), et les autres par Bellingeri (*De
nervis et neuralgia faciei.* Turin, 1818), nous

en fourniraient au besoin de nouvelles preuves ; enfin nous pouvons citer à ce sujet l'autorité d'un observateur fort distingué, du docteur Dance, qui en a eu deux cas à traiter à l'hôpital Cochin, et qui fera sans doute part au public de ses observations.

Poursuivons, et voyons encore quelques cas dans lesquels l'affection du nerf facial se joignait à celle du plexus cervical superficiel et de ses divisions.

Outre la complication de siége, il y a, dans le fait suivant, complication dans la nature de la maladie ; mais, primitive ou non, une névralgie y a existé, ou du moins des accès névralgiques ; et, pour le moment, ceci suffit à notre but.

OBSERVATION VINGT-CINQUIÈME.

La nommée Geneau (Marie-Anne), âgée de trente-huit ans, ouvrière, se présenta à M. J. Cloquet, le 5 janvier 1825. Dix mois auparavant elle avait travaillé, ayant le cou découvert, près d'une croisée, par laquelle entrait un air froid. Pendant la journée elle n'éprouva rien ; mais en se réveillant le lendemain matin, elle sentit au dessus de l'oreille gauche une douleur vive, caractérisée par des accès d'élancemens et par une cuisson continuelle semblable à celle provenant de l'application d'un vésicatoire, quand on a enlevé l'épiderme. La pression fut bientôt si douloureuse que la malade ne put poser ce côté sur l'oreiller ; les accès d'élancemens la réveillaient pendant la nuit. Le jour elle ne pouvait travailler. Les règles se supprimèrent. Quelques jours après, les douleurs s'étendirent au cou, et des engourdissemens se firent sentir jusqu'au bras. Quand l'avant-bras était à demi fléchi, comme dans l'action de coudre, il se manifestait des picotemens dans les doigts, et quand il était pendant, il n'y avait que de l'engourdissement. La malade ne portait la main sur sa tête qu'avec grande peine. L'application de douze sangsues, des cataplasmes émolliens, des pilules purgatives, des applications de compresses imbibées d'eau-de-vie camphrée, des douches d'eau de pluie sur le cou, poussées au point d'arracher des cris à la malade, n'avaient amené aucune amélioration, non plus que les bains de pieds sinapisés ; des bains de vapeurs, des bains simples, une saignée du bras, quarante sangsues, un séton à la nuque entretenu pendant un mois, une saignée du pied, deux ventouses scarifiées à la tempe, enfin des frictions avec un liniment camphré, avaient été également sans effet. Le 5 janvier, il y avait des élancemens très vifs depuis la région temporale gauche et le cou, jusque dans le bras correspondant. La malade ne pouvait dormir ni lever ce membre ; elle baissait un peu la tête, mais ne la relevait qu'avec les plus vives douleurs ; elle ne pouvait la tourner ni à droite ni à gauche : elle sentait comme plusieurs cordes le long du cou, et éprouvait de la constriction dans le sens transversal. Les douleurs étaient atroces, et la malade poussait des gémissemens continuels. Quelquefois, quand elle s'appuyait sur le bras, au moment où elle se croyait très solide, ce membre cédait subitement. Quand elle mangeait, les mouvemens de la mâchoire étaient quelquefois si douloureux qu'elle était obligée de les suspendre aussitôt. M. J. Cloquet introduisit trois aiguilles, l'une derrière l'oreille, et les deux autres un peu plus bas. Au bout d'une heure et demie on retira les aiguilles, et les douleurs étaient encore aussi vives, les engourdissemens du bras étaient les mêmes. Le 6, on introduisit une aiguille vers la partie supérieure du cou : elle y resta pendant une demi-heure, après quoi les douleurs, tout aussi vives qu'auparavant, se présentèrent cependant à des intervalles plus éloignés ; quant aux cuissons, elles étaient continuelles et vives. M. J. Cloquet introduisit alors une aiguille dans le muscle sterno-mastoïdien, du côté malade, qui était fortement contracté. La contraction persista. Au bout de deux heures et demie, les douleurs devinrent si vives que toute la région latérale du cou était rouge et tendue, la figure de la malade animée, et les yeux larmoyans. On retira l'aiguille : on vit alors le muscle sterno-mastoïdien former, par sa tension, à l'endroit de la piqûre, une tumeur grosse comme une noisette, tumeur qui disparut, un instant après, avec les élancemens. La cuisson diminua; mais les élancemens, qui parurent cependant revenir à des intervalles plus éloignés dans le reste de la journée, restèrent ensuite aussi vifs et aussi fréquens qu'auparavant. La malade ayant dit qu'ils partaient de derrière l'oreille, le 7 on introduisit dans cet endroit une aiguille, qui fut retirée au bout d'une heure et demie sans avoir procuré aucun changement. Le 10 , même état ; on introduisit encore deux aiguilles au cou et une derrière l'oreille. Un instant après, élancemens très vifs, face rouge, yeux larmoyans , lipothymie. Pendant l'application des aiguilles et après, les élancemens furent tout aussi intenses, et se manifestèrent à des intervalles aussi rapprochés. Cependant, dans le courant de la journée, la malade fut pendant une heure sans éprouver d'élancemens, tandis qu'auparavant ils revenaient au bout de cinq minutes ; mais, cette heure écoulée, ils reprirent leur fréquence ordinaire. Le 11 , on introduisit encore trois aiguilles aux mêmes points , mais très superficiellement. On les laissa en place une heure et demie , et elles ne produisirent aucun effet. La malade, rebutée sans doute par l'insuccès, fut un mois environ sans revenir consulter M. Cloquet. Alors ce médecin , étonné de trouver si rebelle une affection contre laquelle l'acupuncture lui paraissait le remède le plus efficace , songea à y associer le fluide galvanique. Plusieurs essais n'amenèrent aucun changement avantageux.

Nous passons sous silence, pour le moment, les caractères particuliers qu'offre la névralgie dont

on vient de lire l'histoire, son analogie, et pour
ainsi dire la combinaison qu'elle présente de sa
nature avec celle du rhumatisme ; nous aurons occasion plus tard de revenir sur ce sujet ; nous n'ap-
pelons l'attention que sur le siége probable du
mal. Les nerfs du plexus cervical étaient certainement les plus compromis, mais le facial n'y était
point étranger.

Enfin, nous ne pouvons considérer comme étant
hors du sujet qui nous occupe, une névralgie qui,
à la vérité, ne siége point à la face, mais dont
l'extension peut finir par envahir jusqu'à cette région, et dont la connaissance est d'ailleurs nécessaire pour qu'on puisse mettre toute la précision
nécessaire dans l'établissement du diagnostic des
névralgies de la face proprement dites. L'affection
que nous avons en vue est celle qui a été décrite
par Paletta, sous le nom de Névralgie mastoï-
dienne. N'ayant pas à notre disposition l'ouvrage
de l'habile observateur italien, nous emprunterons
à Weisse la description qu'il donne de cette névralgie ; on verra par les termes mêmes dont il se sert,
et que nous reproduisons textuellement, que ce
n'est point une description de fantaisie, et que l'auteur ne dit que ce qu'il a vu, quoique sa description soit une description générale, et non l'histoire
d'un malade particulier.

OBSERVATION VINGT - SIXIÈME.

Névralgie mastoïdienne.

« Alius dolor, dolori faciei simillimus dum partim in capite residet, partim certe ex eodem fonte oritur, præterea ex iisdem quoque nervis generatur, licet alium locum occupet, est *dolor processus mastoïdei*, qui initio tanquam levis dentium dolor incidit, nonnunquam autem tanquam species levis trismi vehementioribus doloribus juncta apparet, tandem vero processum mastoïdeum adficit, unde vel antrorsum versus aurem, vel retrorsum ad occiput, aut sursum ad tempora, aut deorsum ad collum defertur. Hic dolor etiam crebrius revertitur. Apud plerosque ægrotos morbus iste sequenti ratione se exhibuit : vesperi incolumes lectum petebant, mane autem expergiscebantur cum sensu quodam singulari in musculis colli, ac si caput aliquantum flexum fuisset, musculi que tensi fuissent. Quandiu ægri se non movebant, nihil incommodi sentiebant; simulac vero aliquo modo caput movebant, illud vel leniter erigentes vel antrorsum vel retrorsum flectentes, illico eos vexabat vehemens dolor, qui in processu mastoïdeo fixam habebat sedem. Hic dolor in dies increscebat, ita, ut horum miserorum nonnulli ne minimum quidem capitis aut labiorum motum exserere nec ullam fere vocem edere possent, dum molestus ille sensus aderat. Tum vero nec musculorum relaxatio, nec extensio levamen adferebat, sed utraque eundem effectum, nempe gravem dolorem, producebat. Sola immota fixaque capitis positura dolorem minuebat.

« Interdum dolor eo usque augebatur, ut ægri nec stare, nec brachium movere, nec os ita aperire possent, ut potum cibumque caperent. Hic dolor nonunquam per decem, duodecim dies, nec raro per tot hebdomadas subsistebat. Sæpius etiam, at non semper, febris quoque aderat, præcipue in iis, quibus major erat irritabilitas. Interdum dolor sponte ac subito cessabat; interdum vero cedebat per aliquod tempus, duobus tribusve ulceribus, aut furunculis in collo ortis. Quod reliquum est, neque evacuantibus, neque diaphoreticis remediis, nec etiam vesicatoriis, diu continuatis, aut electricitate, frictionibusque aut linimentis volatilibus tolli poterat dolor iste, sed solo usu unguenti sequenti formula præscripti:

℞ *Ungu. alth. unc. unam*
  Ol. succin., drachm. semis,
  Calomel. scrup. unum.

« M. D. S. infricetur aliqua pars quovis bihorio vel trihorio.

« Salutarem vero hujus remedii effectum non oleo succini, sed soli mercurio tribuendum esse, inde apparet, quod etsi plura linimenta unguentaque cum hoc oleo aliisque similibus oleis æthereis infricarentur, dolor non cederet. Citius adhuc evanescebat dolor, cum pulvis noster ex guaiaco, cum æthiope minerali, aut mercurio dulci adhibebatur (Weiss. *op. cit.*). »

Nous croyons inutile d'ajouter ici des exemples de la complication mutuelle des névralgies diverses que nous avons jusqu'ici étudiées isolément. Ces cas ne sont point de ceux qu'on a de la peine à trouver dans les auteurs ; ce sont peut-être au contraire les plus communs, car, si la maladie commence toujours par une branche nerveuse isolée , il est rare, pour peu qu'elle dure, qu'elle ne s'étende pas aux rameaux voisins. Nous pouvons donc enfin aborder la description générale des névralgies de la face. Nous n'aurons plus à craindre désormais de ne tracer qu'une esquisse de fantaisie et dont les traits n'existeraient que dans notre imagination.

DESCRIPTION GÉNÉRALE DES NÉVRALGIES DE LA FACE.

Si , rapprochant des faits qu'on vient de lire un nombre d'observations assez considérable pour avoir des exemples de toutes les formes de la maladie, on cherche à en tirer un tableau des phénomènes qu'elle présente dans la généralité des cas ; ce tableau se rapprochera beaucoup de celui dont nous allons tracer l'esquisse : les détails en doivent nécessairement varier un peu selon le nombre et la diversité des cas qui le fournissent.

Le tic douloureux, à quelque degré de violence
et d'opiniâtreté qu'il puisse parvenir, n'est jamais
par lui-même qu'une maladie intermittente. Aux
premiers temps de son existence, il laisse le patient
jouir, dans l'intervalle des accès, d'une santé parfaite. Ce n'est qu'après une assez longue durée,
ou quand il a acquis une horrible acuité, qu'il jette
dans l'ame du malheureux qu'il tourmente une
morosité perpétuelle, ou qu'il peut même troubler
l'ordre et la régularité de quelque importante
fonction.

L'accès commence le plus souvent subitement,
avec la rapidité de l'éclair ou d'une étincelle électrique. On l'a vu cependant, quelquefois, s'annoncer par une démangeaison de la partie affectée,
par une agitation spasmodique, une sorte de palpi-
tation des muscles, par la fausse perception de
quelque odeur désagréable, ou par quelque autre
sensation bizarre.

La douleur est limitée dans un espace fort étroit,
ou elle parcourt la direction connue d'une branche
nerveuse, ou elle se propage à la fois dans un grand
nombre de ces cordons. Dans l'immense majorité
des cas, elle s'établit et reste toujours fixée d'un
côté de la face et le plus souvent à droite; rarement
on l'a vue changer de côté, soit spontanément, soit
après la section du nerf affecté, plus rarement encore, et cela ne s'est vu que deux ou trois fois,
avait-elle envahi les deux côtés en même temps.
Ce sont, le plus souvent, les nerfs sous-orbitaire,

frontal, dentaires supérieur et inférieur, mentonnier, qui sont le siége de la maladie; il n'est
pas ordinaire qu'elle débute dans plusieurs à la
fois, mais elle s'accroît par sa durée en étendue
et en violence. Quant à la douleur de la prosopalgie, nulle autre, pour l'atrocité, ne paraît lui
pouvoir être comparée. Pour ce qui est de sa nature, c'est un trait de feu qui traverse, qui tranche
la partie, c'est une effroyable commotion qui la
brise, ce sont des dents de fer qui la déchirent.
Le malheureux en proie à ces tourmens pousse
des cris de désespoir, ou, comme enchaîné par la
souffrance, reste sans voix, sans mouvement, la
face contractée et grimaçante, le corps ramassé
sur lui-même, les membres immobiles, et dans la
position où l'accès les a surpris. Assez fréquemment les muscles du visage sont agités de mouvemens convulsifs; la face est rouge et animée, ou
pâle et livide; pas de trace de fièvre; le pouls conserve au fort de la douleur son rythme naturel.
L'accès dure ordinairement une ou deux minutes,
ou seulement quelques secondes, mais il peut s'é-
tendre jusqu'à un quart-d'heure, une demi-heure
une heure même, presque jamais au delà. La durée
en est généralement en proportion inverse de la
violence. Il se dissipe pour revenir chaque jour,
chaque heure, quelquefois même à chaque instant,
d'autres fois il laisse aussi de bien plus longs intervalles de calme. Assez souvent l'accès cesse aussi
brusquement qu'il a commencé; d'autres fois il se

calme progressivement, et, chez un assez grand nombre de malades, la terminaison prochaine en est annoncée par des phénomènes qui varient pour chacun d'eux.

On ne saurait, dans une description générale, indiquer les phénomènes sans nombre qui peuvent se présenter, et dont quelques uns se montreront sur un ou deux sujets pour manquer dans cinquante autres; il y aurait d'ailleurs peu d'utilité à s'arrêter à l'étude minutieuse de toutes ces variétés, nous dirions presque de ces bizarreries de la maladie; nous nous attacherons seulement à faire connaître quelques unes de ses formes principales, auxquelles se rattachent des données de quelque intérêt pour le pronostic ou le traitement. Nous ne comptons point dans ce nombre toutes les *espèces diverses* de névralgies faciales admises par quelques pathologistes, telles que des névralgies *traumatiques, inflammatoires, rhumatismales, métastatiques, gastriques, arthritiques, carcinomateuses, cancéreuses, syphilitiques*, etc. Ce n'est pas que nous ne reconnaissions que toutes ces divisions, plutôt inutiles qu'arbitraires, signalent quelques circonstances de la maladie dont il y aurait souvent de l'inconvénient à ne pas tenir compte; mais il doit suffire de les rappeler à l'attention, quand on cherche à établir les bases d'une thérapeutique rationnelle de la prosopalgie, sans prétendre leur subordonner la pathologie même de cette affection. Les seules formes de la maladie

que nous signalerons comme *espèces*, sont la névralgie régulièrement périodique, et celle dont les
accès ne sont assujétis à aucun type; celle dont
l'existence n'est liée à aucune autre affection apercevable, la névralgie simple, la prosopalgie purement nerveuse; et celle, au contraire, qui est
provoquée et entretenue par une autre maladie,
qui n'en est qu'une dépendance ou une complication. Quelques mots sur chacune d'elles : on
sentira bientôt l'importance de ces distinctions.

La névralgie faciale n'est jamais une maladie
continue. Lors même que, par sa longue durée,
et par le retour mille fois répété de tourmens qui
la caractérisent, elle a détérioré la constitution du
patient et ruiné sa santé, celui-ci ne retrouve plus,
il est vrai, le calme et le bien-être qui succédaient
autrefois à la cessation de chaque paroxisme, mais
il est toujours des intervalles durant lesquels, s'il
souffre, ce n'est pas précisément de sa névralgie;
des intervalles qu'il appelle ceux du soulagement
et du repos. Toute névralgie est donc nécessairement intermittenté; mais, malgré ce caractère commun, l'intermittence est, selon les cas, de na-
tures très diverses. Tantôt, en effet, les intervalles
des accès sont réguliers ; leur retour est assujéti
aux lois du temps ainsi que leur durée ; tantôt, au
contraire, ils ne reconnaissent aucune règle sous
l'un et l'autre de ces deux rapports. Dans le premier cas, exempte jusqu'à un certain point de
toute influence extérieure, la maladie attendra

son heure pour débuter, même au milieu de circonstances qu'on croirait propres à la provoquer,
et se prolongera, selon sa coutume, en dépit des
moyens qu'on pourra tenter pour l'abréger ; dans
l'autre cas, au contraire, à toute heure, à tout
moment, elle menacera le malade d'une invasion
toujours brusque, toujours inattendue ; un coup,
un mouvement, une impression de l'air, du chaud,
du froid, etc., suffira pour la ramener. Dans le
premier cas, les accès sont ordinairement plus
rares et plus longs, dans l'autre, ils peuvent être
infiniment plus fréquens, et sont presque toujours d'une durée beaucoup plus courte. Et ces
différences, qui semblent ne porter que sur
des formes extérieures, et n'avoir qu'une valeur
phénoménale peu digne d'attention, ont un fonde-
ment si profond dans la nature même du mal,
qu'une névralgie régulièrement périodique cède,
dans le plus grand nombre des cas, à un traitement basé sur la considération de ce caractère,
tandis qu'on ne guérit que rarement les névralgies
atypiques.

Nous ne serions pas dans l'obligation d'arrêter
l'esprit de nos lecteurs sur la nécessité qu'il y a
de bien distinguer la névralgie simple, la névralgie
proprement dite, des maladies qui peuvent en re-
vêtir les apparences ou se compliquer de véri-
tables accès névralgiques, si divers écrivains,
faisant en quelque sorte profession de tout con_

fondre, n'avaient prétendu déduire la véritable notion qu'on doit se faire de la nature de la maladie, de la considération de quelques faits dans lesquels les caractères de la prosopalgie étaient comme perdus au milieu de ceux de quelque autre affection fort différente. Les médecins dits *organiciens*, au jugement desquels il ne suffit pas de reconnaître que toute maladie suppose une lésion d'organe, mais qui veulent qu'il soit toujours possible de *découvrir*, de *reconnaître* et de *toucher* cette lésion, n'ont pas manqué de profiter de la connaissance de quelques cas d'altérations bien évidentes et bien profondes, soit du cerveau, soit des troncs nerveux dans lesquels il y avait eu des accès névralgiques, pour déclarer que la prosopalgie n'était, ne pouvait être qu'un symptôme, un effet secondaire d'une encéphalite ou d'une névrite, le plus souvent avec quelque altération organique ancienne des nerfs ou du cerveau. Nous voulions signaler cette fausse prétention, mais nous ne nous arrêterons pas à la réfuter ici; on en verra le peu de solidité lorsque nous dirons les résultats des recherches d'anatomie pathologique faites jusqu'ici dans des cas de véritable prosopalgie. Ces recherches trouveront leur place dans la section de ce travail qui sera consacrée à l'étude de la nature de la maladie: avant d'y arriver il faut achever le tableau de ses formes extérieures en la comparant avec celles qui pourraient être confondues avec elle, après quoi il conviendra d'exposer ce que l'on sait de plus important sur les causes, soit prédisposantes, soit occasionnelles du tic douloureux.

Masius a tracé avec exactitude le parallèle de la prosopalgie avec quelques autres affections. Nous profiterons de ses remarques. Les maladies avec lesquelles le tic douloureux a été le plus fréquemment confondu, sont les douleurs à la face, de nature rhumatismale ou arthritique. Un caractère qui le distingue des unes et des autres, c'est que le moindre attouchement des parties affectées suffit, presque toujours, pour en renouveler les accès. Voici, du reste, les signes particuliers par lesquels chacune de ces maladies diffère des névralgies de la face.

La douleur rhumatismale se manifeste d'ordinaire après un refroidissemnt partiel ; rarement le tic douloureux est survenu sous l'influence d'une pareille cause, et le plus souvent on ne lui en connaît aucune.

La douleur rhumatismale, assez aiguë pour se rapprocher du tic douloureux, est tôt ou tard accompagnée de fièvre ; cela n'arrive presque jamais dans la prosopalgie.

L'approche de la nuit et la chaleur du lit accroissent la douleur rhumatismale ; elles n'ont pas le même effet sur le tic douloureux.

La douleur rhumatismale a rarement des intermissions de plusieurs jours, encore moins de semaines entières. Le tic douloureux, au contraire,

cesse quelquefois des semaines , des mois , des années, paraît complétement guéri , et revient tout
à coup avec la même violence.

La douleur rhumatismale est plus tensive , plus
déchirante ; celle du tic est lancinante, perçante,
rongeante. La première, quelque violente qu'elle
soit, est plutôt diminuée qu'augmentée par une irritation faite à la partie souffrante ; la prosopalgie,
au contraire, peut être provoquée sur-le-champ, et,
pendant l'accès, s'accroître jusqu'à la rage par le
plus léger attouchement de la partie affectée.

Quant au mal de tête arthritique, celui-ci a été
précédé d'affections goutteuses , générales ou par-
tielles , plus ou moins marquées. Il survient très
souvent après la cessation d'attaques de goutte po-
dagrale auparavant régulière; à la suite d'un frisson
fébrile , et il est ordinairement accompagné de
quelques signes de dérangement des voies digestives. Le tic douloureux, au contraire, survient
sans ces antécédens, et sans aucune autre altération
de la santé.

Dans le mal de tête arthritique, c'est rarement
le visage qui est affecté, et la douleur a, pour l'ordinaire, son siége aux tempes ou à l'une d'elles, aux
orbites ou dans leur proximité ; le tic douloureux
attaque, dans la plupart des cas, un côté du nez,
l'une des joues , les gencives , la langue, le menton , mais d'un côté seulement.

Le premier est plutôt une douleur ostéocope
sourde et profonde ; l'autre est une douleur vive

dans les parties molles aussi bien que dans les os, et souvent accompagnée d'une sensation semblable à celle qu'éprouverait le malade si on lui sciait une partie du visage, ou qu'on le lui coupât en deux.

Le mal de tête arthritique n'est jamais accompagné de convulsions des muscles de la face ; il peut y en avoir dans le tic douloureux.

Le mal de tête arthritique cesse quelquefois tout d'un coup, et alors l'affection gagne d'autres parties internes ou externes ; la névralgie, au contraire, ne change jamais de place ; à la vérité, elle disparaît quelquefois tout d'un coup, mais pour revenir au moment où on s'y attend le moins, et sans que sa disparition donne lieu au développement de quelque autre maladie en un lieu différent.

Le *clou hystérique*, les symptômes déterminés par l'engorgement muqueux et d'autres affections du sinus maxillaire, n'ont avec la prosopalgie que des rapports de ressemblance bien plus éloignés ; leurs différences sont bien plus saillantes, et n'ont pas besoin d'être rappelées.

L'opuscule de M. Duval, que nous avons eu plus d'une fois occasion de citer, renferme plusieurs observations qui, entre beaucoup d'autres, prouvent qu'on n'a pas toujours, à beaucoup près, su distinguer l'odontalgie du tic douloureux, et que les dents du malade ont bien des fois payé cette méprise du médecin.

Le nombre considérable d'écrits publiés sur le

tic douloureux, suffit pour prouver que la maladie n'est point rare. On avait voulu conclure de leur date assez récente, qu'elle était nouvelle ou du moins plus fréquente qu'autrefois. La première de ces conclusions est fausse ; on a pu le voir par l'aperçu historique qui ouvre ce mémoire ; l'autre pourrait bien n'être pas plus exacte, car on a pu, pour le tic douloureux, comme pour tant d'autres maladies, s'imaginer que cette affection devenait de plus en plus fréquente à mesure qu'on l'a mieux connue, et qu'on en a recueilli les exemples avec plus de soin.

La prosopalgie ne paraît être étrangère à aucun pays, du moins l'a-t-on observée dans toutes les contrées de l'Europe et en Amérique ; mais elle est certainement moins fréquente dans les régions chaudes qu'ailleurs. On avait cru que l'Italie en était exempte ; quand Marino[1] serait le seul qui l'y aurait observée, et qui en aurait été affecté, il faudrait se contenter de dire qu'elle y est fort rare; mais la vérité est qu'elle a été observée dans ce pays par Bréra, Borda, Bellingeri, et que, dans ses *Annales de la Clinique de Pavie*, Hildenbrand en cite plusieurs cas. C'est, jusqu'à présent, l'Allemagne, l'Angleterre et la France qui en ont fourni le plus d'exemples. Du reste, aucun calcul qu'on puisse considérer, même comme simplement ap-

[1] Giovanni-Antonio-Marino, sopra *la Prosopalgia*, in Memor. della societa italiana, t. I, p. 9.

proximatif, n'a encore été fait sur la fréquence absolue des névralgies de la face.

Quel est l'âge le plus sujet à cette cruelle affection? Si l'on rapproche, pour le déterminer, un grand nombre de faits particuliers, et l'on peut, à cet égard, adopter les calculs de Masius, qui portent sur deux cents cas, on trouve que la très grande majorité tombe entre la trentième et la soixantième année. Sur ce nombre, on en a vu deux à vingt-sept ans, un à vingt-quatre, un à vingt-trois, un à dix-neuf et un à neuf. Sur dix-huit sujets, Fothergill n'en a pas vu un seul qui eût moins de quarante ans. Il s'en trouve parmi les deux cents dont nous parlons, six de soixante-deux, soixante-cinq, soixante-treize, soixante-quatorze, soixante-dix-sept et quatre-vingts ans. Les causes occasionnelles ou déterminantes du tic douloureux sont externes ou intérieures : on l'a vu provoqué par un coup, une blessure à la joue, au front, près de l'œil, etc.; par la présence de quelque corps étranger engagé dans les os de la face, l'antre d'Higmore, la mâchoire; par quelque tumeur carcinomateuse, quelque ulcère ou carie au voisinage ou sur le trajet des principaux rameaux nerveux; par l'action d'une chaleur vive sur le visage, comme chez des cuisinières; par des nuits passées au bivouac; par des lotions très froides, le visage étant en sueur; quelques observateurs disent par l'usage de cosmétiques âcres et corrosifs, et par une foule de causes de même espèce, dont l'énumération serait superflue.

Entre les causes intérieures, on a compté la cessation brusque de douleurs chroniques de nature goutteuse ou rhumatismale; on a vu le tic douloureux se développer chez des sujets qui avaient eu long-temps ou plusieurs fois des symptômes divers d'affection vénérienne; on l'a vu survenir après la disparition d'exanthèmes anciens, après la suppression d'hémorrhagies habituelles, des menstrues ou des hémorrhoïdes, de suppurations périodiques, de fonticules anciens, ou d'évacuations, qu'un long usage ou une longue durée avait rendues nécessaires.

On a vu quelquefois le tic douloureux ne pas reconnaître d'autre cause qu'une passion violente, et il est certain que les affections vives de l'ame exercent toujours une influence fort active sur sa marche, sa cessation et ses retours.

Nous n'en dirons pas d'avantage sur les causes de la prosopalgie : aussi bien, n'ont-elles rien d'assez spécial pour que leur étude puisse fournir quelque lumière sur la nature de la maladie qui nous occupe.

Où irons-nous donc chercher ces lumières? L'anatomie pathologique, cette science qui a le privilége d'éclairer tout ce qu'elle touche, n'a pas eu jusqu'à présent celui d'atteindre le siége immédiat et la cause formelle du tic douloureux. On a jusqu'ici fait peu d'autopsies de sujets qui en eussent long-temps souffert, et, à défaut de renseignemens fournis par le petit nombre de celles qu'on avait faites, et dans lesquelles on n'avait rien trouvé, on a fait, pour la prosopalgie, de l'*anatomie pathologique* par analogie ou par supposition. On a dit que Cotugno avait trouvé dans la sciatique une infiltration sous-névrilématique du nerf sciatique, d'où l'on a conclu qu'il devait y avoir une infiltration analogue des nerfs de la face dans le tic douloureux. On a pensé que des douleurs aussi violentes que celles de la névralgie faciale, ne pouvaient pas avoir lieu sans une lésion apercevable et sans une lésion irritative, inflammatoire, des mêmes nerfs, et l'on a supposé qu'ils étaient rouges, gonflés, etc. Tout cela s'est dit de bonne foi peut-être, mais tout cela est complétement faux. On n'a rien trouvé jusqu'à présent dans ces nerfs (nous avons déjà dit qu'on devait écarter les cas de maladies organiques diverses qui peuvent se compliquer de névralgies faciales, mais qui sont tout-autre chose par elles-mêmes), on n'a rien trouvé, et les cas si fréquens dans lesquels on a vu le tic douloureux durer pendant quinze et vingt années sans entraîner la formation de quelque lésion organique reconnaissable, doivent faire penser qu'il n'y a véritablement rien là qui ressemble à une inflammation. Mais quelle est donc, à votre avis, pourra-t-on nous demander, la nature du tic douloureux? Avant de répondre, il est bon de s'expliquer sur ce qu'on doit entendre par ces mots, *la nature d'une maladie*. L'opinion que nous professons à cet égard n'élève pas bien haut, comme on va voir, les prétentions de la science systématique; mais elle nous paraît la seule acceptable dans l'état présent des choses. Il y a plus, comme nous avons le sentiment que la réserve qui la caractérise n'est point dictée par une modestie particulière, mais se fonde sur une notion que nous croyons juste de la véritable portée des facultés de l'entendement, nous sommes convaincus qu'il n'y aura jamais qu'une imagination infatuée ou un esprit faux, qui prétendent creuser plus avant dans la connaissance de la nature des choses.

Nous dirons donc que ce qu'on peut appeler la connaissance de la nature des maladies se borne à la détermination des rapports fondamentaux qu'elles ont les unes avec les autres; que la découverte de la nature d'une maladie, jusque-là peu connue, n'est pas autre chose que la découverte qu'on fait des grandes analogies qu'elle a avec d'autres maladies plus communes, plus anciennement étudiées, et dont beaucoup de médecins se sont habitués à penser qu'on connaît la nature intime et essentielle, comme si l'on connaissait la nature intime de quelque chose, dans le sens qu'attachent à ces mots les philosophes dogmatiques et explicateurs; et cette nature des maladies n'est point une chose absolue et déterminée, de laquelle on puisse dire, à l'occasion de quelque sujet que ce soit, qu'on l'a trouvée, et qu'il ne reste plus rien à y chercher. Non, c'est au contraire un fond inépuisable et où il y aura toujours à découvrir, car il y aura toujours à reconnaître de nouveaux rapports entre des objets aussi susceptibles que les maladies d'être considérés sous une multitude de faces différentes.

Expliquons ces idées abstraites, par quelques exemples.

A l'origine, chaque maladie était un sujet isolé, sur lequel il fallait faire le travail tout entier de la découverte de la médecine. Le point de côté, avec fièvre et toux ; la gêne de la respiration, l'oppression, la toux, avec fièvre et crachats rouillés ou sanglans ; la douleur au ventre, ne supportant pas la moindre pression, avec fièvre, extrémités froides, traits du visage serrés, etc. ; la douleur à l'épigastre, avec envie de vomir et vomissemens, soif vive, langue rouge, fièvre, etc., et une foule d'autres maladies, se présentant isolément sur des sujets divers et à tout âge, sont comme autant de problèmes, sans relation les uns avec les autres, pour celui qui les voit pour la première fois, et pour quiconque ne réunit pas, à la faculté de les observer, celle de les rapprocher, de les comparer, et d'en saisir les nombreuses analogies. Mais quand l'esprit d'induction est venu s'exercer sur ces matériaux rassemblés par une aveugle et patiente expérience, quand il a vu toutes ces maladies provoquées par des causes plus ou moins analogues ; quand il a vu le travail qui les constitue présenter, dans tous les

lieux où elles siégent, des phénomènes fondamentaux toujours les mêmes ; quand ils les a vues céder
aux mêmes traitemens ou à des moyens peu différens les uns des autres : alors, empruntant leur
caractère essentiel du phénomène le plus frappant,
la chaleur générale ou locale qu'elles provoquent
dans le corps, et faisant abstraction des différences
pour ne tenir compte que des phénomènes communs qu'elles présentent, l'esprit d'induction ou
de théorie a déclaré qu'on devait considérer ces
communautés comme constituant la nature de ces
affections diverses, et il les a qualifiées d'*inflammations*. On a dit dès lors, et l'on a pu dire que
l'on connaissait la nature de la pleurésie, de la
pneumonie, de la péritonite, de la gastrite, de la
cystite, etc., etc. : cette nature n'était pourtant
encore connue que sous un aspect très général et
très vague. C'est à bien meilleur droit encore qu'on
a pu dire que l'on connaissait la nature de ces affections, quand, aux notions déjà indiquées, on a
pu ajouter celles que nous a fournies la connaissance des rapports qui existent entre l'inflammation du péritoine et celle de la plèvre ou du pé-
ricarde, entre l'inflammation de la membrane
muqueuse de l'estomac et celle de la vessie, des
bronches ou des fosses nasales. Mais est-ce là le
terme des connaissances possibles sur ces divers
sujets? Non, certes, car, outre que nous savons
par exemple que l'ophthalmie est une inflammation, outre que nous savons que c'est l'inflamma-

tion d'une membrane muqueuse, nous savons encore qu'elle peut être ou scrofuleuse ou vénérienne, etc., c'est-à-dire, qu'elle peut avoir des rapports importans, fondamentaux, avec d'autres classes de maladies connues sous ces différens noms.

Il est donc un grand nombre de maladies desquelles nous pouvons dire que nous en connaissons la nature : ce sont celles qui nous ont laissé pénétrer les rapports essentiels qui les lient les unes aux autres ; mais il n'en est pas une seule dont nous puissions dire que nous en connaissons la nature toute entière, la nature intime et essentielle, car ce serait dire que nous connaissons tous les rapports possibles qu'elle saurait avoir avec la santé, avec des maladies que nous n'avons jamais vues, ou que nous ne connaissons que très imparfaitement. On comprend donc, d'après ces explications, que ces mots *connaissance de la nature d'une maladie*, n'ont et ne peuvent jamais avoir qu'une valeur relative, dont l'étendue est singulièrement variable.

La nature des inflammations nous est connue sous beaucoup de rapports ; et l'on peut, à leur égard, formuler en un petit nombre d'aphorismes, une multitude de notions de détail, applicables au plus grand nombre d'entr'elles, ce qui est précisément le caractère d'une science qui a dévoilé assez profondément la nature ou les rapports des choses ; mais il n'en est pas de même de beaucoup d'autres classes de maladies, dont il nous est pourtant permis de dire que nous en connaissons la nature. Les rapports que nous connaissons entre les chancres, les bubons, les ulcères, les extoses, etc., dépendant d'un coït impur, et l'importance de ces rapports relativement à la thérapeutique, nous autorisent à déclarer que nous en connaissons la nature, et cette déclaration se trouve implicitement énoncée dans les comparaisons qu'il nous arrive si souvent de faire entre les maladies de nature vénérienne et d'autres classes de maladies. Il y a plus, on ne saurait trouver une raison solide pour prouver que nous ne pouvons dire que nous connaissons la nature d'un certain nombre d'affections, quand nous ne connaissons entre elles qu'un seul rapport, si d'ailleurs ce rapport est précis, positif, et d'une importance majeure. Ainsi, je comprendrai bien qu'un physiologiste dise que la nature des maladies intermittentes nous échappe; mais je ne vois pas pourquoi l'on voudrait interdire au médecin praticien de dire que c'est précisément l'intermittence qui fait leur essence, et que la nature d'une fièvre ou d'une névrose nous est connue, quand il est constaté qu'elle est intermittente.

Nous ignorons la nature de la rage, de l'épilepsie, du choléra; car quels sont les rapports intimes et positifs qu'on ait dévoilés jusqu'à présent entre ces maladies, et quelque classe d'affection sur laquelle nous ayons des notions solides? Mais nous connaissons celle d'une douleur rhumatismale, d'un bubon vénérien, d'une fièvre pernicieuse, etc., etc. Cela posé, revenons à notre sujet.

Si l'on nous demande maintenant quelle est la nature du tic douloureux de la face, nous répondrons, et notre réponse sera bien comprise, que le tic douloureux est une névralgie. Cela revient à dire que, entre toutes les maladies douloureuses auxquelles on pourrait le comparer, la seule avec laquelle il ait de frappantes analogies, dont il partage tous les caractères généraux, est l'affection névralgique. Et parmi ces caractères, qui sont bien connus et qu'il est par conséquent inutile de rappeler ici, le seul que je citerai encore une fois, parce qu'il suffit pour réfuter les opinions paradoxales qu'on a voulu établir depuis quelques années sur la nature du tic douloureux, le seul que je citerai, sera le privilége qu'a la maladie de durer pendant un temps indéfini, sans altérer aucunement l'organisation du nerf qui en est le siége, et cette opposition étrange, en quelque sorte, cette contradiction entre une lésion si violente qu'elle cause des douleurs horribles, et si légère que l'œil et le scalpel le plus exercés n'y peuvent rien apercevoir. Ceci est maintenant bien établi et n'a pas besoin d'être développé. Il ne faut pas toujours recommencer la science sur nouveaux frais, et remettre sans cesse en question ce qui a été une fois résolu.

On n'avait point négligé, ainsi que M. Broussais reproche à la plupart des médecins , et particulièrement à M. Pinel de l'avoir fait, de rechercher si la névralgie tient à une affection propre du nerf, ou si elle n'est que le résultat de l'altération de toute autre partie, dont le système nerveux transmettrait seulement les souffrances au centre de toute sensation. C'est précisément par là que commence l'auteur d'une des dissertations les plus anciennes sur ce sujet. «Nervi autem, dit Weisse, duplici modo patiuntur : vel immediate , quando ab aliqua caussa ipsi afficiuntur; vel mediate , quando ab illa partes nervis vicinæ infestantur. » Et il ajoute : « Ad primum morborum genus prosopalgia pertinere videtur, quia præter dolorem faciei acerbum, nihil quod præternaturale habendum sit, in ulla parte deprehendimus. In ea faciei regione , quam dolor occupat, nec rubor, nec duritas, nec tumor conspicitur, et tamen dolor est vehementissimus, atque haud raro convulsiones musculorum sese adjungunt. (Jo. Mart. Weisse, de dolore faciei prosopalgia dicto. Diss. Iena, 1796. Recus. in Brera Syllog. Opuscul. T. IV. P. 134). »

Nous voilà suffisamment préparés à aborder la section de ce travail qui doit être consacrée au traitement des névralgies de la face. Parmi les points dont il est question dans tout ce qui précède, il en est qui n'ont été touchés que légèrement; mais nous répèterons que nous n'avons pas voulu faire un traité complet et classique, et que l'attention et les développemens que nous avons donnés à chaque chose, ont été prescrits par des motifs que nous avons fait connaître en commençant.

DU TRAITEMENT DES NÉVRALGIES DE LA FACE.

Le tic douloureux, comme toutes les maladies qui mettent souvent en défaut toutes les ressources de notre art, a été attaqué avec une multitude innombrable de remèdes. Le recensement de toutes les pratiques, tantôt raisonnables tantôt absurdes, qu'on a tentées pour le combattre, ne serait pas moins fastidieux qu'inutile: nous ne voulons parler que des moyens qui comptent en leur faveur un certain nombre de succès bien constatés. En réduisant à ces termes la thérapeutique des névralgies de la face, elle est encore assez étendue et assez compliquée pour qu'une exposition qui en serait faite sans ordre formât un cahos difficile à débrouiller. Nous y ferons donc quelques divisions nécessaires.

Tous les procédés dont nous avons à parler se partagent en deux classes bien distinctes : les uns constituent une thérapeutique rationnelle dont les motifs peuvent être déduits de principes reçus en thérapeutique générale, et se rapportent à la science des indications ; les autres n'ont jusqu'ici d'autre sanction que celle d'essais tentés, pour ainsi dire, au hasard, et doivent être jugés non d'après les règles de la science, mais seulement d'après le calcul comparatif des succès qu'ils ont eus et des cas contre lesquels ils ont échoué. C'est la thérapeutique empirique, portion de l'art bien décriée par les systématiques, mais dont il y aurait trop de dommage à faire le sacrifice à l'orgueil de l'esprit scientifique, qu'elle a de tout temps bien vivement blessé.

Cette division fondamentale sera respectée dans ce qui va suivre ; mais, quant aux détails, qu'on n'y cherche point de partitions scolastiques, toujours marquées à l'avance, et toujours rigoureusement suivies. Je ne promets point de m'astreindre à tout cet échafaudage de divisions et de subdivisions, que l'on confond si mal à propos avec la véritable méthode.

Commençons par la thérapeutique rationnelle.

A. *Traitement fondé sur la considération de l'état général du sujet.*

Pour pouvoir se montrer chez deux sujets doués des tempéramens les plus opposés qui se puissent imaginer, une maladie ne perd point, en atteignant le deuxième, le caractère fondamental qui constituait sa nature chez le premier. L'influence de la constitution ne va point jusqu'à transformer une affection d'un genre déterminé en une affection d'un genre contraire. Il y avait donc beaucoup d'exagération dans la doctrine des diathèses, telle que la professait une école long-temps en vogue. Sans aucun doute, il est des maladies, la syphilis par exemple, qui savent se soustraire à toute tendance que pourrait avoir la constitution à les dénaturer, et il ne suffit pas d'être affecté d'une débilité radicale, pour être exempt des atteintes d'une inflammation franche et vigoureuse. Mais si cette doctrine est fausse, comme trop absolue, elle n'en a pas moins pour base un fait placé hors de toute contestation : c'est qu'une maladie reçoit presque toujours, plus ou moins, le cachet de l'état général du sujet qu'elle frappe, et qu'il faut assez souvent avoir complétement détruit cette influence, avant de pouvoir espérer s'en rendre maître par l'emploi des moyens qu'on sait être propres à la combattre directement. Les névralgies n'échappent point à cette commune loi. Le tic douloureux d'un homme robuste et pléthorique sera une affection de même nature que celui d'un individu cacochyme et épuisé; mais, quoique de même nature, ces deux cas ne sauraient être traités de la même façon ; ils réclameront tout au moins, comme moyens préliminaires, des secours fort différens. Ainsi donc, si l'on a affaire à un homme au pouls large et plein, à la face animée, sujet aux étourdissemens, aux maux de tête, etc., la première chose qu'il faudra faire sera de combattre cette pléthore par les moyens appropriés à cet objet. Une saignée, plusieurs saignées, s'il est né-

cessaire, devront être faites, des sangsues appli-
quées à l'anus ; des pédiluves seront administrés.
Outre l'avantage direct et immédiat qu'on retire
de l'emploi de ces moyens, ils préparent et facili-
tent l'action des remèdes qui seront employés plus
tard, et rendent possible l'emploi de certains traitemens auxquels, sans cette précaution, on n'aurait pu se permettre d'avoir recours.

S'il suffit d'une certaine disposition pléthorique
du sujet pour autoriser cette conduite, à plus
forte raison sera-t-elle prescrite quand on croira
pouvoir faire dépendre le tic douloureux de l'absence ou de la suppression d'une hémorrhagie habituelle, et plus encore, quand la névralgie elle-
même revêtira plus ou moins une forme inflammatoire : plus d'une fois, en pareil cas, on a vu
tout mal cesser complétement après quelques évacuations sanguines.

Mais ce sera par la considération attentive du
cas qu'on aura à traiter, qu'il faudra se laisser guider dans cette prescription, par des raisons positives, prises du sujet, et non par une sorte d'habitude banale, dont tant de médecins offrent
l'exemple, de débuter toujours par des saignées.
Car, autant ce moyen peut être avantageux pour
les malades dont l'état le réclame, autant il aurait d'inconvéniens pour ceux qui seraient placés
dans des conditions opposées. Si la personne affectée de tic douloureux est douée d'une de ces
constitutions sèches, nerveuses, irritables et dé-

biles, dont les organes n'ont d'énergie que pour souffrir, gardez-vous de diminuer les forces par la saignée, vous ne feriez qu'en augmenter l'excitabilité, et le remède tournerait au profit de la maladie. L'usage des bains, un régime alimentaire substantiel et restaurant, un exercice modéré mais habituel, toutes les précautions possibles, tous les moyens imaginables de distraction qu'on jugera propres à faire taire les passions, etc., tels sont les moyens, infiniment variables selon les cas et les circonstances, par lesquels devra débuter le traitement. Cela passe avant l'usage des drogues, et doit toujours en favoriser l'action.

B. *Traitement fondé sur la connaissance des causes de la Névralgie.*

Les lumières fournies à la thérapeutique par l'étiologie des maladies, sont loin d'être toujours sûres et de n'égarer jamais. Cependant, comparées à celles empruntées à d'autres sources, que nous possédons sur un bon nombre d'affections, elles tiennent encore le premier rang; et c'est peut-être le cas de celles que nous fournissent les causes du tic douloureux. Du moins peut-on poser en principe qu'avant d'en appeler aux ressources de l'empirisme, il faut avoir inutilement tenté les méthodes de traitement suggérées par la notion des causes de la maladie. On pourrait s'étendre bien longuement sur les vues que peuvent fournir à la thérapeutique de la prosopalgie les règles de l'hy-

gière contre lesquelles ont péché les malades, et
celles qu'il convient de leur prescrire pour réparer
les fautes qui ont causé le mal ; mais tout cela
n'offre rien de particulier au traitement du tic douloureux, plutôt qu'à celui de toute autre affection ;
ainsi un mot suffit pour rappeler au praticien qu'il
ne doit pas perdre cela de vue. Le seul fait spécial
que nous mentionnerons, c'est que la névralgie de
la face étant venue plus d'une fois à la suite des
rhumatismes, éprouvant du froid uni à l'humidité
presque la même influence que cette autre affection, ayant été en divers cas provoquée par l'ha-
bitation d'une maison humide et malsaine, il faut
donner à cet objet toute son attention, et ne pas
omettre, relativement à la demeure du malade,
une précaution dont l'oubli pourrait compromettre
l'effet de tout autre traitement. S'il exerce une
profession qui l'expose constamment à l'influence
morbifique qui a altéré sa santé, à des courans
d'air, ou à l'action d'une vive chaleur, comme celle
qu'endurent les cuisiniers, les verriers, etc., n'est-
il pas évident qu'il faut absolument qu'il y renonce,
ou qu'il se résigne à vivre avec son mal. Un changement de climat peut aussi devenir nécessaire, et,
dans tous les cas, on comprend qu'il ne peut y
avoir que de l'avantage à quitter un pays froid et
brumeux, où la maladie est commune, l'Angleterre
par exemple, pour aller habiter une contrée plus
sèche et plus chaude, comme l'Italie, où l'on a vu
si rarement le tic douloureux.

La répercussion de quelques exanthèmes, ou la suppression de quelque évacuation habituelle ou périodique, ont bien des fois été la cause des névralgies de la face ; bien des fois aussi on a vu cette affection céder au traitement qui ramenait ces exanthèmes ou ces évacuations. André a vu une dame être reprise de névralgie, toutes les fois qu'un érysipèle bourgeonneux qu'elle avait à la face venait à cesser de suinter. Une femme de dix-neuf ans fut attaquée de névralgie après la disparition d'une gale ; elle souffrit jusqu'à l'âge de soixante-dix ans ; à cette époque, elle fut reprise de la gale, et les douleurs disparurent ; on guérit la gale, et les douleurs revinrent de nouveau.

Une dame avait, depuis quelques années, plusieurs dartres au visage. Ces dartres disparurent tout à coup, sans qu'elle pût indiquer aucune cause de cette disparition. Presque aussitôt elle fut saisie d'un asthme violent et d'un tic douloureux, contre lequel elle lutta plus de six mois. Westendorf de Güstrow lui administra la douce-amère à des doses très fortes et sous toutes les formes possibles. Après qu'elle eut pris ce remède pendant sept semaines, les dartres reparurent, et en même temps les deux autres affections diminuèrent, l'asthme cependant avec plus de lenteur que le tic. (Masius.)

Une dame avait une dartre pustuleuse au front et à la joue droite ; un onguent la fit disparaître. Quelques jours après l'œil droit devient larmoyant, une douleur vive se fait sentir dans le trajet du nerf frontal; les accès en sont d'abord éloignés, puis se rapprochent. On emploie beaucoup de remèdes sans succès; on applique enfin la pommade émétisée; l'apparition des pustules fait cesser la névralgie. (Fallot, *Jour. complém. des Sc. méd.*)

Il serait facile de multiplier les citations de faits analogues; ceux-ci suffisent pour tracer au médecin la conduite qu'il doit tenir en pareil cas. Il importe peu de savoir si c'est alors à la présence d'un virus scabieux ou herpétique dans l'économie, que le mal doit être attribué. La thérapeutique de ces cas-là est fort claire, indépendamment de toute théorie, et c'est perdre son temps que de s'arrêter à combattre ou à confirmer les idées qui ont eu cours à cet égard. Tout le monde sait, sans qu'on le dise, ce qu'il faut faire, quand le sujet atteint de névralgie l'a été par suite de la suppression des menstrues ou des hémorrhoïdes.

Si c'est à la suite de longs rhumatismes négligés, ou d'affections goutteuses anormales, qu'est venu le tic douloureux, ces antécédens ont sans doute quelque influence sur le cours de la maladie, et ils devraient en avoir sur le traitement, si la thérapeutique de la goutte et des rhumatismes chroniques était plus avancée; mais, quant à présent, je ne sais si l'on n'est pas autorisé à dire que ceux qui attachent une grande importance à traiter telle ou telle névralgie comme goutteuse ou comme rhumatismale, n'ont d'autre principe, pour appuyer leur conduite, que celui qui consiste à expliquer *obscurum per obscurius*.

Il n'en est pas ainsi quand c'est une affection syphilitique qu'on est en droit d'accuser d'avoir le tic douloureux sous sa dépendance. Quelques unes des observations que nous avons rapportées, celle de Waton (Obs. XXII.) par exemple, plusieurs autres publiées par Masius, un plus grand nombre encore mises au jour par divers médecins, prouvent qu'il est de la plus grande importance de connaître cette origine de la maladie, et qu'un traitement antisyphilitique peut faire ce que n'avaient pu vingt autres traitemens différens.

On a beaucoup parlé, depuis Lentin, de l'influence de certaines affections de l'estomac sur la production et sur la marche du tic douloureux de la face. Les faits cités par le médecin allemand et ses partisans ne nous paraissent point de nature à donner la moindre solidité aux opinions qu'il en déduisait, soit relativement à la nature de la maladie, soit sous le rapport du traitement.

C. *Traitement fondé sur la considération du caractère et sur celle du type de la maladie.*

Relativement aux caractères assez diversifiés que peut présenter la prosopalgie, la thérapeutique peut se borner à distinguer deux de ses formes, dont la considération importe beaucoup à la détermination du meilleur traitement. Elle peut être aiguë, fébrile, inflammatoire, ou purement nerveuse et chronique. Lœbenstein-Lœbel a observé la première chez des sujets pléthoriques et musculeux; c'était, selon lui, un état inflammatoire des nerfs de la face, joint à une grande exaltation de l'irritabilité générale. Hutchinson a vu des symptômes d'une vive inflammation de la partie, avec battement violent des artères de la face, et mouvement fébrile très prononcé. C'était, dans un cas publié par Masius, un véritable érysipèle intermittent de la face. Cette forme de la maladie est des plus violentes et des plus douloureuses; mais, en revanche, c'est aussi celle qu'on voit le plus fréquemment se terminer en quelques jours, soit spontanément, par quelque crise remarquable, comme celle d'abondantes sueurs, d'abcès ou de sécrétions diverses, soit sous l'influence d'un traitement approprié. Une diète sévère, une ou plusieurs saignées, des applications de sangsues au cou, aux tempes, aux apophyses mastoïdes, ou bien à l'anus, à la vulve, aux cuisses, si l'on a quelque hémorrhagie supprimée à rappeler; tels sont les moyens auxquels il faut avoir recours. Une certaine modération doit présider à leur emploi, si le sujet qu'on a à traiter est d'une constitution molle et lymphatique, ou d'un tempérament très sec et très nerveux; car l'abus des débilitans pourrait favoriser le passage de l'affection à l'état chronique, et la rendre plus tard rebelle à d'autres traitemens.

Si le tic douloureux est primitivement chronique et purement nerveux, ou s'il a fini par prendre ce caractère après avoir débuté sous une autre forme, c'est le cas d'invoquer toutes les ressources empiriques de notre art, et d'employer les moyens qui se sont montrés le plus souvent efficaces. Nous ne les énumérons point ici ; la dernière section de ce travail va leur être réservée tout entière. Nous nous bornerons à un simple avis : c'est que le praticien ne doit pas se laisser facilement décourager par l'opiniâtreté de la maladie ; car, comme nous le disions en commençant, on l'a vue bien souvent résister sans faiblir aux remèdes les mieux éprouvés, et céder, dans le cas où on s'y attendait le moins, au traitement qui avait échoué dans cent autres.

Nous ne répéterons pas ce que nous avons dit de l'importance qu'il fallait attacher au type de la névralgie. Si elle est régulièrement intermittente, après quelques préparations préliminaires qui peuvent être requises, une indication capitale se présente, devant laquelle toute autre doit céder le pas, c'est d'employer les antipériodiques. L'expérience a démontré jusqu'à l'évidence, que c'est vainement, dans la plupart des cas, qu'on voudrait alors tenter les moyens dits rationnels. On perd du temps, on laisse souffrir le malade ; souvent on aggrave ses douleurs, on détériore sa constitution ; et quand on en vient enfin au moyen par lequel on aurait dû commencer, on est trop heureux, si l'habitude enracinée des souffrances, le délabrement de la santé générale, n'en rendent pas l'efficacité nulle ou incomplète. Le nombre des observations maintenant connues de névralgies de la face guéries par le sulfate de quinine, est trop considérable, pour que nous nous arrêtions à les signaler en détail. Nous nous bornerons à rappeler un avertissement qui ressort de leur examen ; c'est qu'il ne faut pas se tenir pour maître de la maladie , quand deux , trois , quatre ou cinq accès ont manqué, et qu'on doit continuer l'usage du médicament longtemps encore après qu'on n'a plus observé la plus légère atteinte de la maladie. Dans cette sorte de convalescence avec imminence de retour du mal , on peut, de temps en temps, suspendre l'usage du sulfate de quinine pendant un ou deux jours, pour le reprendre ensuite et le continuer. Un autre fait établi par l'expérience, est qu'il faut, dans bien des cas , employer ce remède à des doses énormes , et qu'il vaut mieux s'y élever rapidement, que par une marche lentement graduée.

C'est principalement pour le tic douloureux intermittent, et comme substitut du quinquina, qu'on a eu recours à l'arsenic , et surtout au sous-carbonate de fer. L'écorce du Pérou doit être employée la première ; mais dans des cas où elle avait échoué, on a vu réussir l'un ou l'autre de ces derniers moyens. Quoique nous les citions en même temps et au même titre, qu'on n'imagine point que nous mettions sur la même ligne l'arsenic et le sous-carbonate de fer. L'un est un remède dont l'efficacité est beaucoup moins certaine que ses dangers ; l'autre guérit assez souvent, et fait rarement du mal. Du reste, comme leurs vertus sont encore un sujet de controverse, il convient de donner quelques développemens à ce qui les concerne.

Selle paraît être un des premiers qui aient recommandé l'arsenic. Nesse Hill guérit par ce moyen un malade qui, depuis l'âge de cinquante ans qu'il avait été atteint du tic douloureux, jusqu'à celui de soixante-dix, avait épuisé inutilement toutes les ressources de la médecine. La solution d'arsenic fut donnée d'abord à la dose de trois gouttes, et portée successivement jusqu'à celle de douze. Le mieux se manifesta lorsqu'on fut parvenu à celle de neuf. Dès qu'on fut arrivé à la plus élevée, il fallut redescendre aussitôt ; parce qu'il y avait menace d'empoisonnement. Gistren, M' Kechnie, Bedingfield, Currie, ont diminué, mais non guéri le tic douloureux au moyen de l'arsenic ; Kapp n'en a retiré aucun avantage. Voici une observation remarquable, dans laquelle il a eu le plus heureux succès ; on la doit au docteur Lalaurie, médecin de la maison centrale d'Esses.

OBSERVATION VINGT-SEPTIÈME.

Esché (François), âgé de trente-six ans, d'un

tempérament bilieux, d'une constitution assez forte, n'ayant jamais contracté par contagion d'autre maladie qu'une gale, avait servi dans les armées pendant dix ans. Il reçut, en 1811, en Espagne, un coup de stylet sur la bosse frontale droite, qui fut fracturée. On agrandit la plaie par incision, et on retira une esquille mince, étroite, et longue de plus d'un pouce. La blessure guérit en moins de quinze jours ; mais Esché ressentit depuis et conserva habituellement une douleur susorbitaire, avec affaiblissement progressif de la vue. Il obtint son congé, se retira chez lui, et y exerça quelque temps le métier de meunier. Ses souffrances s'accrurent à un tel point, qu'il résolut de se rendre à Montpellier, où il entra, en 1818, à l'hospice de la clinique chirurgicale de la Faculté de Médecine. Il y reçut, pendant trois mois, les soins éclairés de M. le professeur Delpech, qui essaya, au rapport du malade, diverses méthodes de traitement. Les purgatifs et les vésicatoires à la nuque eurent quelques succès momentanés, sans que ces moyens révulsifs pussent détruire une douleur qui revenait souvent avec violence. Effrayé de la proposition qu'on lui fit de substituer un séton au vésicatoire, Esché sortit de Montpellier.

La douleur frontale était alors plus supportable qu'à son arrivée dans cette ville; la vue s'était même améliorée. Ce mieux fut de courte durée. Les souffrances se renouvelèrent avec plus d'in-

tensité, et furent peut-être accrues par le chagrin
d'un jugement qui conduisit ce malheureux dans
la maison centrale d'Esses. Il y exerçait depuis
dix-huit mois le métier, nouveau pour lui, de
tisserand, supportant avec courage les angoisses
de son état habituel, lorsqu'il se présenta à l'infirmerie, le 3 novembre 1821, ne pouvant résister
davantage aux tourmens qu'il éprouvait.

Le malade présentait la physionomie la plus ex-
pressive d'une douleur accablante ; son air triste,
pâle et abattu, annonçait le découragement ; sa
contenance était chancelante ; ses forces paraissaient épuisées ; le pouls était faible et lent ; les
sourcils, rapprochés avec force, comprimaient les
paupières presque closes, gonflées, chassieuses et
rouges sur les bords. Il éprouvait, au dessus des
orbites, une douleur qui variait dans son mode et
sa violence, suivant les époques du jour, et constamment aux mêmes heures. Aussitôt que le soleil
se montrait sur l'horizon, Esché la ressentait d'une
violence extrême, avec des élancemens tels, qu'il
lui semblait, disait-il, que sa tête se fendait en deux
parties : alors cécité complète. Vers dix ou onze
heures, le calme revenait par degrés, sans cependant effacer la douleur ; la vue en ce moment se
rétablissait assez pour que le malade distinguât les
objets. Mais, à quatre heures du soir, elle s'obs-
curcissait de nouveau, au point que l'œil ne pouvait distinguer une personne ; la plus vive lumière
faisait à peine impression sur la rétine ; la pupille,

dans cet état, était très dilatée; cependant la douleur sourde et continue du milieu de la journée n'augmentait point, et n'était accompagnée d'aucun retour des élancemens du matin.

Outre cette série périodique de souffrances, le malade éprouvait encore un autre genre de douleur à la périphérie de la tête. La sensibilité des tégumens en était si exaltée, qu'on ne pouvait promener la main sur les cheveux sans lui arracher des cris. La pression seule d'un bonnet de nuit devint intolérable.

Le malade fut mis à un régime en rapport avec l'état des forces digestives, et capable de remédier à l'épuisement général. Des potions fortement opiacées ne produisirent aucune sensation. Par condescendance pour la doctrine du jour plutôt que par conviction, en ce qui concerne les maladies nerveuses, le docteur Lalaurie chercha à dissiper la congestion sanguine locale, qu'auraient pu former et entretenir l'irritation et la douleur, par l'application de six sangsues au front, le 4 novembre, de dix, le 5, et autant le 8, lorsqu'on eut reconnu que le malade pouvait les supporter sans éprouver un trop grand affaiblissement. On mit en même temps en usage les pédiluves sinapisés, et un vésicatoire fut placé, le 7, à la nuque. Il y eut soulagement, diminution dans les souffrances, mais nul changement dans le retour et le caractère de la douleur, ni dans les phases de la vision. Le docteur Lalaurie ne crut pas devoir insister davantage sur les émissions sanguines, persuadé que la débilitation qui en résulterait contrarierait le traitement qu'il se proposait de suivre, et auquel il ne voulait recourir qu'après avoir éprouvé l'insuffisance des méthodes ordinaires. Ce traitement consistait à porter un fort stimulus au centre du système gastrique. De tous les moyens, aucun ne parut plus propre à remplir cette indication que l'arsenic, à raison de la périodicité régulière de la névralgie. Les essais plus ou moins heureux des médecins anglais, par l'emploi de cette substance dans la migraine et autres céphalalgies, contribuèrent bien moins à décider le médecin dans ce choix, que l'expérience qu'il avait acquise de son mode d'action sur l'estomac, et les succès qu'il en avait obtenus dans le traitement des fièvres périodiques essentielles.

Le 10 novembre, on donna, le matin, au malade une pilule de la composition suivante :

Prenez : savon blanc, un gros ; oxide blanc d'arsenic, un grain ; pour 16 pilules.

Il but à la suite trois tasses d'eau gommeuse miellée.

Le 11 et le 12, même prescription.

Le 13, suppression des pilules, vin amer le matin.

Le 14, vin amer le matin, pilule le soir.

Du 15 au 20, vin amer.

Le 23, une pilule.

Du 24 au 30, huit gouttes d'éther sulfurique, le matin et le soir, dans une cuillerée d'eau.

Le 1er décembre, séton à la nuque.

A son entrée à l'infirmerie, le malade pouvait à peine manger le quart.

Le 6 novembre, il supporta la demi-portion. Le 15, il demanda avec instance les trois quarts, qu'il conserva jusqu'à sa sortie de l'infirmerie.

Après l'administration de la première pilule, le malade dit qu'elle l'avait calmé. Le lendemain, vue plus distincte; douleur frontale moins forte. A la suite de la troisième pilule, mieux sensible sous tous les rapports, mais chaleur sourde à l'estomac. La quatrième produisit de l'ardeur dans cet organe, et la douleur du front disparut entièrement; la vue devint claire durant le jour, mais resta un peu obscure le soir, à la lueur du flambeau, quoique bien moins que précédemment. Le malade distinguait tous les individus dont auparavant il ne pouvait pas reconnaître le nombre.

On suspendit l'usage des pilules, à raison de l'ardeur qu'elles avaient produite dans l'estomac, et on leur substitua, pour soutenir l'excitation de cet organe, une cuillerée de vin amer deux fois le jour. On y eut encore recours, lorsque l'ardeur eut passé. L'effet en fut tel, que la névralgie cessa entièrement. La sensibilité des bulbes des cheveux, occasionée par le simple frottement, ne se fit plus éprouver, et la vue se rétablit, au point que le malade put passer un fil dans une aiguille. Elle restait cependant encore faible au coucher du soleil, et ne recouvrait toute son étendue qu'au retour de cet astre sur l'horizon. Un état si satisfaisant se soutint jusqu'au 20 novembre. Le malade se plaignit alors d'engourdissement à la tête, et d'une certaine obscurité dans la vision. Craignant le retour de la névralgie, on donna de nouveau une pilule, le 21, qui produisit le plus heureux effet. Le calme fut parfait : plus d'engourdissement, vue très claire, et, la nuit, sommeil aussi assuré que par un narcotique. Le surlendemain, il fut administré une nouvelle pilule, plus par précaution que par nécessité.

Pendant la durée de ce traitement, on a observé, qu'à l'exception du premier jour, les pilules arsenicales ont chaque fois produit à l'estomac une légère ardeur, constamment suivie d'un soulagement très marqué.

On crut devoir entretenir, quelque temps encore, l'excitation de l'estomac, à l'aide d'une substance moins énergique. On fit prendre, dans cette intention, l'éther sulfurique, à dose modérée. Son action était prompte ; le malade ressentait immédiatement à l'estomac, pendant quelques minutes, une chaleur suivie presque aussitôt d'un bien-être parfait : l'éther fut supprimé le septième jour. On appliqua pour lors un séton à la nuque, afin d'assurer la convalescence. A cette époque, le malade était guéri ; il avait repris des forces avec l'appétit ; sa vue ne différait en rien de ce qu'elle était avant sa blessure, et nul sentiment de douleur ne venait troubler le calme dont il connaissait tout le prix.

Esché sortit de l'infirmerie le 9 décembre, reprit la vie commune de la prison, revint deux mois après, atteint du scorbut; guérit, sortit de nouveau, et n'a plus éprouvé le moindre symptôme de sa première affection.

C'en est assez sur un remède avec lequel on peut, comme on voit, obtenir des succès très remarquables, mais dont on est presque toujours forcé d'interrompre l'emploi avant la guérison de la maladie à laquelle on l'oppose, à cause des accidens qu'il détermine. Si l'on ne le rejette pas de la thérapeutique, comme le voudraient des médecins qui tombent peut-être dans un excès de prudence, du moins n'en faut-il user qu'avec une extrême réserve.

Il n'est point de médicament auquel on ait donné plus d'éloges que n'en a reçus, depuis quelques années, le sous-carbonate de fer contre les névralgies de la face. Ces éloges sont assurément bien mérités, puisqu'ils n'ont été donnés qu'à la suite d'observations de guérisons bien positives, obtenues par son moyen; mais il est fâcheux qu'on n'ait pas publié, avec la même exactitude, les cas, nombreux sans doute, dans lesquels l'emploi de ce médicament a été sans résultats avantageux. Cela serait cependant nécessaire, pour qu'on sût la mesure de la confiance qu'on peut mettre en lui.

Hutchinson, qui dit avoir observé deux cents cas de tic douloureux, emploie le carbonate de fer dans tous les cas où il n'y a aucun symptôme inflammatoire ; il en donne depuis un demi-gros jusqu'à un gros avec du miel, trois fois par jour. Il augmente progressivement les doses, et continue le remède pendant des semaines [1] ; Wittcke en a obtenu les plus heureux résultats. Il le donne à la dose d'un scrupule avec cinq grains de canelle, trois fois par jour. (Hufel. Journ. 1828. T. I.)

Les journaux anglais abondent en observations sur ses succès ; il serait superflu de les recueillir ici. Nesse Hill, au contraire, n'en a retiré aucun avantage ; Masius n'a pas été plus heureux, et nous-mêmes, nous l'avons vu échouer complétement, mais dans un cas qui lui était, il est vrai, peu favorable, l'estomac du malade n'en pouvant supporter que de faibles doses.

D. *Traitement du tic douloureux à titre d'affection purement nerveuse.*

La classe entière des anti-spasmodiques et des narcotiques pourrait être indiquée ici ; et, de fait, elle compte peu de remèdes qui n'aient été employés contre les névralgies de la face. Mais, dans le nombre, il en est quelques uns qui ont échoué moins souvent que les autres, et ce sont les seuls dont nous ayons à nous occuper ; chacun saura retrouver les autres au besoin, dans les cas où il se

[1] Benj. Hutchinson, cases of nevralgia spasmodica, commonly termed tic douloureux, succesfully treated. Londres, 1812.

verra forcé de multiplier ses essais et de varier ses ordonnances. Nous les énumérerons dans l'ordre que nous croyons être celui de leur efficacité relative.

Jusquiame.

A ce titre, nous plaçons en première ligne la jusquiame noire, elle le mérite si c'est principalement à sa présence que les pilules de Méglin doivent leur vertu, car le traitement recommandé par ce médecin est certainement un de ceux qui comptent le plus de succès. Mais pour les obtenir, il faut ne négliger aucune des règles ou des précaution qu'il prescrit, soit relativement à la graduations des doses, soit sous le rapport de la constance qu'il faut mettre dans l'emploi du remède jusqu'à ce qu'il ait fait cesser la névralgie, et assez long-temps encore après qu'on a obtenu ce résultat. Voici la manière dont Méglin formule et prescrit les pilules qui portent son nom :

Extrait de jusquiame noire. . . . . ⎫
— de racine de valériane sauvage ⎬ aã Ð ij
Oxide de zinc sublimé. . . . . . . ⎭
Faites S. L. des pilules de trois grains.

Les malades commencent par une, et augmentent progressivement, l'un jusqu'à six, l'autre huit, l'autre quinze, etc., matin et soir, ayant soin d'arrêter la progression dès que les pilules causent des nausées ou des symptômes d'une action trop vive sur l'encéphale.

Lœbenstein Lœbel a vu la jusquiame noire procurer plusieurs guérisons ; M. Grimaud en a obtenu les meilleures effets en l'associant avec l'extractorésine de gayac et le camphre ; le docteur Dance s'en est servi plusieurs fois avec avantage ; beaucoup d'autres médecins ont vanté son efficacité ; mais d'autres aussi, et parmi eux Masius, l'ont vue ne pas procurer le moindre soulagement.

Belladone.

Herber, Stark, Schlegel et Struenhagen, sont les médecins qui ont le plus vanté l'efficacité de la belladone contre le tic douloureux. Plusieurs disent s'être bien trouvés de l'employer en lotions ou en frictions sur la partie affectée. Nous l'avons essayée ainsi chez deux malades, mais ni l'un ni l'autre n'a pu supporter ce moyen, ou plutôt, les douleurs que causait le moindre contact n'ont pas permis qu'il fut véritablement employé.

On peut choisir, pour l'administrer, entre la poudre, qu'on donne à la dose d'un à douze grains, ou la potion suivante :

    ℞ Extrait de belladone   gr. iij.
    Eau distillée de laurier cerise   ℥ ij.

On en donne de dix à vingt gouttes, et plus, progressivement

Datura stramonium

Read et Marcet ont publié plusieurs cas de guérisons obtenues par le datura stramonium. Je connais plusieurs médecins qui assurent en avoir retiré les plus grands avantages, et qui vantent, en particulier, l'application des feuilles à l'extérieur, sous forme de cataplasmes. Les formes sous lesquelles on a administré ce médicament, contre le tic douloureux, ont du reste été assez variées.

Lentin employait la teinture suivante, qu'il administrait à la dose de six gouttes chaque fois.

Sem. datur. stramon. ℥ ij.
Vin. hispan. ℥ viij.
Spirit. vin. ℥ j.
Digere per aliquot dies leni calore et filtra.

Velsen a vu la teinture de stramonium, donnée à très forte dose, jusqu'à produire les premiers symptômes d'empoisonnement, guérir complètement une prosopalgie très opiniâtre. (Hufeland's journal, 1823, t. 1.) Swan emploie l'extrait de datura stramonium, à la dose de un demi grain à deux grains, trois fois par jour. Kirkhoff préfère employer, de ce médicament, la décoction de ses feuilles qu'il donne jusqu'à produire la sécheresse dans l'œsophage, l'obscurcissement de la vue, la dilatation des pupilles. Le même médecin en emploie aussi la teinture à l'extérieur, sous forme de frictions, ou les feuilles en guise de cataplasme.

Aconit.

L'aconit a eu des succès très divers. Wildberg, Hufeland, Guilmann, en ont obtenu de très bons effets. Schlegel, Harles et Masius n'ont pas eu le même bonheur. On a cru remarquer que dans les cas où l'aconit avait réussi, la maladie pouvait dépendre d'un vice goutteux rhumatismal ou herpétique. Ce serait donc particulièrement dans des cas de cette espèce qu'il faudrait y avoir recours.

Guilmann le combinait avec le souffre doré d'antimoine.

Assa fœtida.

Dans les cas où ce remède a guéri la prosopalgie, il avait été employé concurremment avec d'autres substances médicamenteuses plus ou moins actives. Ainsi Jahn et Wildberg l'associaient avec la ciguë, la valériane, l'opium, etc. Il semble qu'on doive choisir pour l'employer les cas où le tic douloureux est lié, ou du moins coexiste avec quelque affection hystérique. Brera l'emploie sous la forme suivante :

> ♃ *Assæ fœtidæ,*
> *Castorei . . .* } *ana scrupulum unum.*
> *Extract. valerian. sylvest. drachmam*
> *unam, misce et fiant l. a. boli num.*
> *quatuor.*
> *Sumantur in die.*

Camphre.

Le docteur Susemihl, au rapport de Masius, guérit presque sur le champ une prosopalgie d'origine rhumatismale, au moyen du camphre employé à très-haute dose. Il en donnait jusqu'à un scrupule chaque fois, et répétait à plusieurs reprises. On administre assez souvent, dans les hôpitaux d'Angleterre, les bols suivans :

℥ Camphre. . . . . }
   Conserve de roses. } ana ℨ j.

M. faites douze bols dont on prendra un toutes les quatre ou cinq heures.

Opium.

Il paraîtrait étrange que la liste des anti-spasmodiques ou des narcotiques fut ici fermée, sans qu'il y fut question de l'opium. Cependant, si l'on ne considérait que le nombre infini de médecins qui se sont plaints de son inefficacité, ou même de la nullité de son action contre les névralgies de la face, cette exclusion n'aurait rien que de fort naturel. Toutefois, si l'on y réfléchit d'avantage, on sera tenté de supposer que l'opium n'a reçu des reproches beaucoup plus nombreux que tous les autres narcotiques, que parce qu'il a été employé infiniment plus souvent, contre une maladie qu'on peut dire au dessus des ressources de la médecine dans la majorité des cas. Quoiqu'il en soit, nous ne tairons pas qu'on a vu quelquefois l'usage trop prolongé de l'opium aggraver sensiblement le mal.

E. *Traitement par la méthode révulsive ou per-turbatrice.*

On peut encore placer, si l'on veut, dans la classe des moyens rationnels, l'emploi des vésicatoires et des moxas. Quoique Brieude, au rapport du Thouret, recommandât beaucoup les vésicatoires, presque tous les médecins qui les ont employés se plaignent qu'entre leurs mains ils ont complétement manqué leur effet. Ce n'est pourtant pas le courage et la constance qui ont manqué dans leur emploi, car plus d'une fois on les a appliqués jusque sur la joue, ce qui était acheter bien cher le peu de soulagement qu'ils ont procuré.

On connait trois ou quatre cas de guérisons par le moxa ; mais tous sont dus à M. Larrey ; et l'on sait que les confrères de ce chirurgien célèbre n'ont pas toujours vu se reproduire dans leur pratique les merveilles qu'il avait obtenues dans la sienne.

F. *Traitement dirigé contre les complications.*

Ne pouvant tracer ici la marche à suivre dans les cas de complications du tic douloureux, ce qui serait faire l'histoire particulière du traitement de toutes les maladies qui peuvent coexister avec lui, en être l'effet, ou le tenir au contraire sous leur dépendance, nous nous bornerons à dire que cet objet mérite la plus grande considération, et qu'il ne faut jamais négliger de combattre, par des moyens appropriés, toute affection quelconque, dont le sujet névralgique peut se trouver atteint, tant légère soit-elle, et quelque étrangère qu'on puisse la supposer à la maladie principale. On est quelquefois étonné de voir une prosopalgie, qui causait des douleurs horribles, disparaître en même temps qu'une légère inflammation chronique de quelque viscère, qui avait paru mériter à peine qu'on s'en occupât. Il faut se tenir pour averti à cet égard. C'est par cet avis que nous terminerons tout ce que nous avions à dire sur la thérapeutique rationnelle du tic douloureux.

Thérapeutique empirique.

Passons aux moyens que l'on ne peut recommander qu'à titre de moyens empiriques, et dont l'emploi ne se fonde que sur la considération des succès qu'on en a obtenus, sans qu'on sache de quelle manière ils ont pu agir pour les procurer.

Nous les distinguerons en médicamens qui s'administrent intérieurement, et en applications extérieures.

I. Médicamens internes.

Acétate d'ammoniaque dissous dans l'alcohol.

On lit dans un journal américain (The new England Journal of Med. and Surgery; etc. T. IV.), qu'un tic douloureux fut guéri par ce médicament, employé à la dose de trente-cinq gouttes trois fois, par jour. Nous n'en connaissons point d'autre exemple.

Antimoine, ou préparations antimoniales.

J. P. Frank, et son fils Joseph, ont guéri des tics douloureux, qui avaient résisté à tous les remèdes, avec le suivant :

℞ *Moschi optimi granum unum.*
Calomel . . . . ⎫
Sulphuris aurati antimo- ⎬ *aã granum semis.*
nii. . . . . ⎭
Sacchari graua sex.
M. S. cap. talem pulverem mane et vesperi.

Il est difficile de déterminer quelle est la substance la plus active de cette formule ; mais l'essentiel est de savoir que cette poudre a guéri, car, dans l'incertitude, on peut toujours en composer une pareille.

Ciguë.

La ciguë est un des premiers remèdes qui aient été préconisés contre les névralgies de la face.

Fothergill, qui ne voyait dans ces maladies qu'une affection cancéreuse déguisée, la regardait la ciguë comme le seul moyen dans lequel on pût avoir quelque confiance. Selle partait du même principe, et professait la même opinion sur l'excellence du médicament. Lentin ne le vit jamais guérir complétement le tic douloureux, mais il le croyait très

propre à commencer la cure, et à favoriser l'action
d'un traitement ultérieur. Pujol, Jackson, Gess-
ner, Thileney, Jalhn, l'ont vu procurer la guérison ; Siebold et Masius, beaucoup de soulagement ; il a complétement échoué entre les mains de
Haighton, Schlegel, Blunt, Keup, Reil, etc.

Coccionella septem punctata.

Sauter est le premier qui ait employé ce médicament. Ses observations sont assez remarquables
pour fixer l'attention des praticiens, et méritér
d'être répétées. Il donne 20 gouttes de teinture
matin et soir, et en outre 20 ou 30 gouttes au début de l'accès. Jos. Frank en a observé de fort
bons effets. Je crois avoir lu dans le journal de
Hufeland, plusieurs cas de guérison par le même
remède ; mais je ne puis en ce moment vérifier
l'exactitude de mes souvenirs.

Hydrochlorate de potasse.

Quand une foule de moyens avaient échoué,
quand la section du nerf avait manqué son effet,
J. Frank a guéri une prosopalgie avec l'hydrochlorate de potasse. Schaefer prescrit ce remède
ainsi qu'il suit :

℞ *Kali muriatici oxige-*
nati . . . . } *ãa sesqui dragmam.*
Sacchari . . . . }

M. divide in X partes æquales. S. Ter quaterve
de die dosen cap.

J. Frank n'a jamais osé dépasser la dose de trois grains d'hydrochlorate de potasse par prise.

Hydrocyanique (acide).

J. Frank, en donnant à un Russe, affecté de prosopalgie, 25 gouttes d'eau distillée de laurier-cerise au commencement d'un accès, réussissait constamment à le faire cesser. Breitenbücher calma d'abord et finit par guérir un tic douloureux au moyen de l'acide hydrocyanique. Harles et Masius n'ont obtenu que le premier de ces deux effets; ils parvinrent, au moyen de l'eau de laurier-cerise, à rendre les accès plus rares, et à diminuer leur violence. Du reste, l'énergie extrêmement variable de l'eau de laurier-cerise doit toujours lui faire préférer un médicament dont l'action soit constante, et puisse être toujours calculée par la prudence. On donnera donc l'*acide prussique médicinal* de M. Magendie, c'est-à-dire, l'acide prussique, préparé par le procédé de M. Gay-Lussac, étendu de six fois son volume d'eau distillée. On peut donner la potion indiquée par M. Magendie, ou le bol suivant, employé par Brera :

Recipe hydrocyanat. potassæ ferrugin. grana quatuor;
Acidi tartarici grana duodecim ;
Roob Sambuci Q. S.
Misce, et cum S. Q. pulver. liquirit. fiant L. A.
Boli num. quatuor.
Sumatur unus tertia quaque hora.

Beaucoup de médecins allemands donnent aussi la préférence à l'hydrocyanate de fer, et nous avons vu nous-même employer avec succès la poudre que voici :

℞ Hydrocyanate de fer. . . .⎫

⎩ Sucre blanc. . . . .⎭ ana gr. xviij.

M. divisez en trois paquets, à prendre dans la journée.

Mercure.

Dans les cas où l'on croît avoir des raisons de supposer que le tic douloureux a quelque rapport avec une affection vénérienne coexistante ou anté-rieure, il est naturel qu'on ait recours au spéci-fique de cette affection. L'observation de Waton, que nous avons rapportée, est un exemple de ce genre. Fondé ou non, le motif qui détermina le médecin à faire un traitement antisyphilitique fut la connaissance qu'il eut que le malade avait eu autrefois plusieurs maladies vénériennes. La gué-rison fut, comme on l'a vu, des plus remarquables et des plus promptes. On ne peut refuser d'en faire honneur au mercure. Mais les cas analogues à celui-là ne sont point les seuls dans lesquels on ait employé ce médicament, et avec le même succès. Weisse, comme on l'a vu dans une autre observation, que nous avons également rap-portée, a guéri une jeune fille chez laquelle on n'avait nul motif de supposer une affection vé-nérienne. L'auteur ne nous dit point d'ailleurs que

Stark, par les conseils duquel il avait employé le mercure, se laissât guider par cette considération dans l'usage d'un médicament auquel il attribuait la plus grande efficacité, et dont il paraissait avoir obtenu de nombreuses cures. Lentin et Haase en étaient également partisans; Haighton et Härtenkeil, au contraire, le regardent comme essentiellement nuisible, parce qu'il accroit toujours, suivant eux, l'irritabilité. Les opinions sont, comme on voit, bien partagées sur l'utilité du mercure; mais il nous semble néanmoins, au milieu de ces dissidences, que la majorité des faits autorise à en espérer assez souvent de bons résultats.

Strcyhnine.

Naumann assure, dans son manuel de médecine clinique (T. I., p. 88.), qu'on a obtenu de bons effets de la strychnine, et il place ce remède au dessus du *datura stramonium* et de l'acide prussique. Nous rappellerons les formules sous lesquelles M. Magendie prescrit ce médicament héroïque :

℞ Strychnine bien pure. . . . . 2 grains.
    Conserve de cynorrhodon . . 1/2 gros.
Mêlez exactement, et faites 24 pilules bien égales et argentées, afin d'éviter qu'elles ne se collent les unes aux autres.

℞ Alcohol à 36°. . . . . 1 once.
    Strychnine . . . . 3 grains.

Cette teinture s'emploie par gouttes, de 6 à 24, dans des potions ou des boissons.

Zinc (Oxide blanc de).

L'oxide de zinc est une des parties actives, peut-être la plus active des pilules de Meglin, sur l'efficacité incontestable desquelles nous nous sommes déjà expliqué. La plupart des journaux de médecine, français ou étrangers, offrent des exemples de guérisons obtenues par l'usage de ce médicament.

Je termine cette section, en citant le *sous-carbonate de cuivre*, avec lequel le docteur Key, et avant lui, Richemont, ont opéré ces cures remarquables.

II. *Médicamens employés en frictions, et en lotions sur la partie où siége la douleur.*

Divers médecins anglais annoncent avoir obtenu dans quelques cas, une amélioration sensible du tic douloureux, dans d'autres, une entière guérison, au moyen de l'huile de croton tiglium, employée en frictions à la dose d'une ou deux gouttes.

L'huile de cajeput et celle de menthe ont été employées de la même manière, et avec des résultats variés : inutilement par M. Schlegel, avec avantage par Josephi. L'éther sulfurique a souvent produit un soulagement immédiat, mais non toujours durable.

La teinture d'opium ainsi employée, a eue quelquefois plus d'effet qu'administrée à l'intérieur; de même que l'extrait de belladone.

L'huile de scesquiame, ou les feuilles de cette plante, ont réussi assez souvent.

Wedeking a guéri un malade par des lotions faites avec une solution de sublime corrosif.

C'est en frictions topiques que Weisse emploie le mercure chez la jeune fille qu'il guérit, et dont nous avons rapporté l'histoire. C'est ainsi également qu'il l'employait, à ce qu'il paraît, son maître Stark.

Bedingfield cite un cas fort remarquable, dans lequel il paralyse en quelque sorte le nerf affecté, et fit cesser toute douleur par des frictions avec la céruse.

Thilenius ne craignait pas d'appliquer de l'ammoniaque caustique sur la joue, et de répéter le remède jusqu'à ce qu'il y eut produit une escarre. Il a trouvé aussi peu d'imitateurs que ceux qui avaient recommandé des lotions avec de l'eau très froide, ou des compresses imbibées d'un liquide à une température fort basse.

Bains.

Les bains sont ordinairement employés avec quelque avantage, mais aussi on en a souvent beaucoup abusé fort inutilement, sinon avec de notables iuconvéniens. Les bains de mer paraissent avoir quelquefois procuré des guérisons solides. D'après

le peu de renseignemens fort vagues que nous
passédons sur les effets des eaux minérales contre
le tac douloureux, nous ne pourrions nous hasarder
à dire celles auxquelles on doit ponner la préfé-
rance, ni jusqu'à quel point on peut compter sur
leurs vertus. Toutefois, il semble que ce serait les
eaux ferrugineuses qu'il faudrait d'abord essayer,
et ensuite les snlfureuses.

Électricité.

Que l'on lise le traité de Pujol sur le tic douloureux de la face, et pour peu qu'on ait l'imagination
disposée à céder aux illusions des 6ypothèses, on
pourra bien se laisser persuader que tout est fort
simple dans la thérapeutique comme dans la pathologie de cette affection que l'on croit si obscure.
Selon le médecin de Castres, le principe de la sensibilité, ou le fluide que le cerveau sécrète et que
les nerfs conduisent, ne saurait être autre que le
fluide électrique. La douleur ne peut venir que de
l'accumulation du fluide dans les rameaux de la
partie souffrante. L'organe affecté se trouve élec-
trisé positivement, et à un degré qui dépasse ce
que permet l'échelle variable de la santé. Tout se
réduit donc, en fait d'indication, à soutirer le fluide
exubérant, à électriser négativement la partie. Il
n'y a de faux dans tout cela que les prémisses et
la conséquence. Combien de fois pourtant n'a-t-on
pas porté de pareilles données pour établir le traitement des maladies les plus graves et les plus

dangereuses. On peut affirmer sans crainte, que quiconque a eu la prétention d'expliquer la manière d'agir de l'électricité non-seulement sur les névralgies, mais sur le corps humain en général, s'est nécessairement jetté dans des rêveries de la même force. Il n'y a qu'une seule explication raisonnable de cette manière d'agir, c'est celle qui consiste à dire qu'on ne l'explique pas. Et que nous importe après tout, de savoir par quel mécanisme intérieur agit l'électricité. Ce n'est pas le *comment* du phénomène qui nous intéresse, c'est seulement sa réalité. On eut agi bien plus sagement de consacrer à s'assurer de cette réalité et de ses divers modes, le temps qu'on a perdu à la poursuite de quelques chimèriques explications.

Le plus grand partisan de l'électrisation, Pujol, n'a [pas un seul fait à citer à l'appui de cette méthode de traitement. Rabn n'en a retiré aucun bon effet, cependant Reil, Blunt, Haighton et Wildberg l'ont vu tautôt guérir, tantôt procurer du moins du soulagement, Les essais ont été peu nombreux jusqu'à présent; il est à désirer qu'on les multiplie, pour qu'on sache enfin à quoi s'en tenir sur la valeur de ce moyen.

Acupuncture.

L'acupuncture promettait des merveilles il y a quelques années; peu de névralgies devaient lui résister, mais c'était à une époque où elle avait le privilège de tout guérir. Son honneur de panacée

universelle a été bien compromis depuis par l'expérience, et le discrédit dans lequel elle est maintenant
tombée ne peut être comparé qu'à l'engouement
qu'elle avait alors inspiré. Il faut pourtant ne pas
oublier qu'elle a véritablement guéri un certain
nombre de névralgies ; qu'elle en a rendu d'autres
plus supportables. et qu'on n'avait pas de motifs
suffisans pour le dispenser d'y avoir recours, quand
beaucoup d'autres moyens auraient échoué.

On en peut dire autant de l'*électro-puucture*,
combinaison des deux moyens précédens, à la
quelle quelques médecins ont trouvé plus d'efficacité qu'à chacune prise isolément, et qu'à la vérité,
uous savons avoir dans un cas provoqué, une no-
table augmentation des douleurs d'une névralgie
de la face.

Galvanisme.

Narless, Leydig et Grapeugiesser ont fait du
galvanisme, des effets qui n'ont pas été favorables.
Ritter, Quen et Chisholm ont été plus heureux.

Aimant.

Beaucoup de médecins regardent l'aimant comme
un moyen complètement inerte, sans aucune action sur l'économie saine ou malade, et, parcon-
séquent, comme un de ces remèdes du tic douloureux desquels on peut dire qu'ils sont aussi
parfaitement innocens du mal que leur imputent
leurs adversaires que du bien que leur attribuent
leurs partisans. Quelques praticiens enthousiastes,

au contraire , mettent l'aimant au dessus de tout , et y trouvent un vrai spécifique contre les névralgies de la face. L'un n'est pas plus vrai que l'autre. Si l'on étudie et si l'on pèse les resultats de l'expérience, on trouve que les plaques ou armures aimantées ont une action qu'on ne saurait contester, mais que cette action n'est point telle que le prétendent ceux de ses partisans que nous venons de signaler. Au point où en est aujourd'hui la science, on peut adopter, comme marquant avec justesse le degré de confiance qu'on peut accorder à ce moyen, les conclusions que tiraient à cet égard, de leurs observations, Andry et Thouret, il y a près de deux tiers de siècle. Des conclusions déjà *si vieilles,* et qui sont encore justes , sont une espèce de démenti donné à ceux qui prétendent que la médecine a fait des pas immenses dans notre siècle , et que son domaine a pris un aspect si différent de ce qu'il était, que ceux qui le cultivèrent autrefois avec le plus de gloire , auraient aujourd'hui de la peine à le reconnaître ; mais quelque pénible que soit ce démenti pour ceux qui croient à la perfectibilité de la science, nous qui y croyons aussi, mais qui trouvons que ses progrès sont toujours peu rapides , nous n'hésitons pas à le proclamer, car la chose du monde qui nous paraîtrait le moins propre à exciter le zèle des découvertes et à encourager l'étude, serait l'illusion qu'on chercherait à se faire sur l'avancement de notre art et la proximité où il est de la perfection.

Nous dirons avec Thouret; et c'est tout ce qu'on peut dire d'après les faits que « l'aimant agit contre « le tic douloureux avec un succès très réel, quoi- « que assez faible. L'aimant n'agit que comme « palliatif, comme uu moyen qui, sans les crises, « calme au moins pour le moment la plus grande « violence des douleurs. Ce n'est donc qu'un faible « remède contre un mal très grave qu'il présente. « Mais dans de pareilles souffrances, il n'est aucun « moyen de soulagement, quelque léger qu'il soit « à négliger, et dans une maladie surtout dont la « longue durée a bientôt mis le malade dans le cas « de les avoir tous éprouvés avec une apparence « de succès qui ne se renouvelle pas même toujours « lorsqu'on en répète l'usage, on ne saurait assez « en multiplier le nombre. »

Quant au magnétisme animal, nous dirons pour ceux qui y croient, qu'on l'a vu souvent calmer les plus violens accès, mais rarement guérir la maladie, et pour ceux qui n'y croient pas, que nous ne nous faisons pas garant de la réalité de ses merveilles.

Traitement chirurgical.

Nous nous étendrions assez longuement ici sur tout ce qui concerne la section du nerf affecté de névralgie, l'un des moyens les plus puissans, ou même le plus efficace de tous, dans les cas où il est positivement indiqué, si dans le courant de ce travail nous n'avions rassemblé les faits les plus propres à montrer la valeur de cette méthode de traitement, et si déjà nous n'avions trouvé en plus d'un lieu l'occasion d'exprimer les principes sur lesquels doit en être basé l'application. Mais nous voulons mettre fin à un travail qui a pris plus d'extension que nous n'avions le projet de lui en donner. Nous nous bornerons donc à poser en peu de mots les règles qui, suivant nous, doivent présider à l'emploi de traitement chirurgical des névralgies.

Et d'abord, quant à la détermination des cas qui le réclament, on ne peut regarder comme tels que ceux dans lesquels une seule branche nerveuse, bien isolée, au moins au point le plus reculé où on puisse l'atteindre, est affectée par le tic douloureux. C'est dire que nous le proscrivons absolument dans les névralgies de septième paire. Et quant aux branches ou rameaux si nombreux de la cinquième paire qui peuvent être atteints, il n'y en a que trois auxquels puisse jamais s'appliquer ce traitement, le frontal externe, ou frontal proprement dit, le sous arbitraire et le mentonnier. Mais qu'on ne croye point qu'il suffise de reconnaître que le mal siége dans ces rameaux nerveux pour qu'on soit par cela seul autorisé à en faire la section, il faut avoir constaté qu'aucun rameau placé plus loin que le lieu où doit être pratiquée la section ne prend fort à la maladie. Ceci mériterait d'être développé ; mais nous nous en référons aux réflexions du lecteur et aux remarques que nous

avons déjà faites en divers endroits de ce mémoire.

Nous regardons comme anti-rationnelles, comme
barbares, (puisque aucun avantage n'en peut ré-
sulter). Ces incisions qu'on a pratiquées au devant
de la région de l'oreille sur les joues, souvent à des
profondeurs considérables et dans toutes les direc-
tions, incisions faites au hasard, car on ne s'était
point demandé d'une manière précise où était le
mal, et s'il était possible de le couper dans sa racine.
Nous ne qualifierons point d'*opération hardie*, à
l'exemple de divers journeaux ; mais d'*opération
extravagante*, celle que pratiqua il n'y a pas long-
temps un chirurgien américain, et qui consiste à
aller faire la section du nerf maxillaire inférieur
avant son entrée dans le canal de ce nom. Nous
trouverions s'il le fallait, vingt motifs pour justifier
le jugement que nous en portons.

Une fois ce point bien arrêté, que l'opération ne
doit être pratiquée que sur les nerfs que nous
avons indiqués, il reste à déterminer suivant quelle
méthode elle doit être faite.

On a à choisir entre trois : la *section* simple, la
résection et la cautérisation.

Si elles étaient toutes trois également sûres. il
n'y aurait pas à balancer ; la première devrait toujours avoir la préférence. Mais on sait qu'en général
un nerf coupé dont les bouts sont remis en contact
l'un avec l'autre, ne tarde pas à reprendre ses
fonctions, et il est arrivé plus d'une fois qu'un tic

douloureux instantanément guéri par une simple incision, n'a pas tardé à reprendre la première violence. Il n'a pas toujours suffi pour prévenir ce fâcheux résultat, de laisser longtemps ouverte et de tenir en suppuration la plaie qu'on avait faite. C'est pour empêcher à toujours la réunion du nerf et le retour du mal qu'ont été employées les deux autres méthodes. La résection de quelques lignes du cordon nerveux compte d'assez nombreux succès, mais elle n'est pas toujours bien facile à pratiquer, et elle est fort douloureuse. C'est néanmoins celle qui est maintenant adoptée comme méthode générale.

Quant à la cautérisation, la méthode la plus simple de la pratiquer serait celle de Galetta. Il la fait avec une lame mince de fer, convexe sur le tranchant, rougie à blanc, et avec laquelle il pénètre jusqu'à l'os. Mais ordinairement on s'y est pris d'une autre manière : après avoir mis à nud par une incision, le nerf qu'on voulait détruire, on appliquait au fond de la plaie un caustique qui en désorganisait la surface, et obligeait les deux bouts du nerf à se cicatriser isolément.

Nous n'avons pas besoin de tracer sur tout cela, des règles opératoires. On trouve dans les observations que nous avons empruntées à Haigton et Leydig, à peu près tout ce qu'il est nécessaire d'en savoir. Au surplus, on peut consulter les traités de médecine opératoire.

FIN.

TABLE.

FIN DE LA TABLE.

9 782019 269494